医学博士
川村賢司・監修

腸内の悪玉活性酸素《ヒドロキシルラジカル》を退治すれば
便秘・肌荒れは
スッキリ解消！

ナショナル出版

監修のことば

肌荒れの原因は「活性酸素」と「腸内環境」

「数日間、お通じがないと思ったら、さっそくニキビができはじめた」
「若いときから便秘がちなせいで、肌荒れにもずっと悩んでいる」
「便秘や下痢をすると肌が荒れる。どうも腸の状態と肌は密接な関係にあるらしい」

このような実感を持っている方は、少なくないことでしょう。長年の経験から、腸の状態とお肌の状態は、ほとんどイコールで結ばれると体で察知しているのです。そして、その実感は、きわめて正しいといえます。

お通じが何日もなかったり便秘と下痢を繰り返すなど腸が不安定な状態にあると、それはたちまちお肌に表れます。ニキビなど吹き出物ができたり、ひどく乾燥して荒れ性になってしまったり……。

「でも、肌荒れやシミ・シワなどのお肌の老化現象は、紫外線を浴びることによって発生する活性酸素が問題ではないの？」

こんな疑問を抱いた人がいるかもしれませんね。これも正しいのです。肌荒れやお肌の老化の原因は、まさしく活性酸素。

でも、その活性酸素は、どこで発生するかご存じですか？

活性酸素はお肌や内臓器官など体のあちこちで発生するのですが、最も多いのが、実は腸内です。その割合も、なんと90％。ほとんどの活性酸素が腸内で発生しているのです。

便秘をすると腸管には老廃物や腐敗した悪性物質が溜まります。これが活性酸素が発生する主な原因となっています。

毎日お通じがあったとしても腸内環境は必ずしも良いとはいいがたいこともあります。宿便といって、排泄しきれない便が溜まっているのです。もちろんこれも活性酸素が発生する原因となります。

戦後の私たち日本人の食生活は昔とは大きく変わりました。食生活の欧米化によって脂肪やタンパク質の摂取量が増えました。さらに、野菜などの生産過程における農薬や化学肥料の使用に加え、レトルトや冷凍食品などインスタント食品の普及によって、化学物質など消化の難しいものを過剰摂取するようになっています。駅には必ずエスカレーターがあるなど便利で楽になりましたが、そのぶん運動不足が慢性化。そこにストレスが加わって、「運動不足＋ストレス」というダブルパンチで消化不良を起こしています。

現代人の生活そのものが、腸内に多量の老廃物を滞留させてしまっているといってても過言ではないでしょう。滞留した老廃物が腐敗すると悪性物質が発生し、それが原因となり活性酸素が発生します。発生した活性酸素は血液に再吸収されて全身を駆け巡り、体のあちこちで病気や老化を引き起こしていきます。

ちなみに、高度経済成長以降、日本では大腸ガンが急増し、近年ではガンが原因の死亡率のトップ3位の中に入っています。このことは、いかに現代人の腸が汚れているかを物語っていると言っていいでしょう。

死亡数が多い部位

	男性	女性
1位	肺	**大腸**
2位	胃	肺
3位	**大腸**	胃
4位	肝臓	膵臓
5位	膵臓	乳房

がん情報サービス「最新がん統計」より

なお、2013年の「最新がん統計」によれば、大腸ガンによる死亡数は男性が3位、女性は1位。

便秘症が男性より女性に多いことと無関係ではないかもしれません。

いまや活性酸素がさまざまな病気や老化の原因となっていることは広く知られています。活性酸素を制するには、腸へ着目することが重要です。

腸をきれいにして活性酸素の発生しにくい腸内環境を維持すること。

発生してしまった活性酸素に対しては、還元・無毒化していくこと。

これが美容と健康への近道であり、美肌を

手に入れるためには欠かせないことです。

そして、この二つの働きを可能にしているのが本書で取り上げる「水素焼成サンゴ末」です。美しい南の海に生息するサンゴを原料とした水素焼成サンゴ末は、ここ数年、医療および美容業界から注目されている素材のひとつです。

その理由は、なんといっても強力な抗酸化力にあります。これまで知られてきた抗酸化物質では無毒化できなかった最も凶悪な活性酸素を細胞レベルで還元（無毒化）。しかも、その働きが持続的で、長時間にわたって活性酸素を体外に排出してくれるのです。

また、原料のサンゴ特有の多孔質によって、腸内の有毒物質をパワフルに吸着し排出する働きもあり、腸内環境を整えるために非常に適しています。

さらには日本人にとっては、恒常的な不足が問題視されているカルシウムを効率よく補給することも可能です。

あまり知られていませんが、カルシウム不足は生活習慣病や脳卒中、アレルギーなど、実に様々な病気を引き起こす原因となっているのです。

水素焼成サンゴ末は、まだ一般的に広く知られてはいませんが、医療・美容業界が熱い視線を注ぐだけあって、多くの可能性を秘めた、まったく新しいサプリメントといっていいでしょう。

本書では、腸管が美と健康の鍵を握っていることや、活性酸素についての正しい知識をふまえたうえで、水素焼成サンゴ末についてわかりやすくお伝えしていきます。すでに臨床試験も行われており、驚くべき結果が出ています。

また、一足早く愛用している方々による症例も非常に豊富です。実際に飲んで、体感した人の意見は何より参考になることでしょう。

いかに健康を維持し、若々しく生きるかが問われている時代。

水素焼成サンゴ末がひとつの答えを提示してくれていることを、より多くの方々にご理解いただければ幸いです。

医学博士　川村 賢司

目次

3 エビデンスでも証明された水素焼成サンゴ末の可能性 83

5 水素焼成サンゴ末がよくわかるQ＆A

1

美容と健康の敵・活性酸素を正しく知る

生きている以上は避けられない「活性酸素」

最近、すっかりお馴染みになった「活性酸素」という言葉。しかし、よく耳にする割に、実際に活性酸素とは何かと問われれば、なんとなくしか答えられないという人も少なくないでしょう。

そこでまず活性酸素について正しく理解することにしましょう。

意外に思われるかも知れませんが、活性酸素はもともとは体にとって必要な物質です。活性酸素は体内に侵入した細菌やウイルスを撃退するために白血球から放出され、殺菌・消毒としての役割を担っているのです。

私たちは呼吸によって酸素を体内に取り込みます。その酸素は赤血球によって細胞へと運ばれ、脂肪や糖分を燃やしてエネルギーを発生させるのに使われます。その際、消費された酸素の2％が活性酸素となり、殺菌・消毒などの役割を果たしているのです。

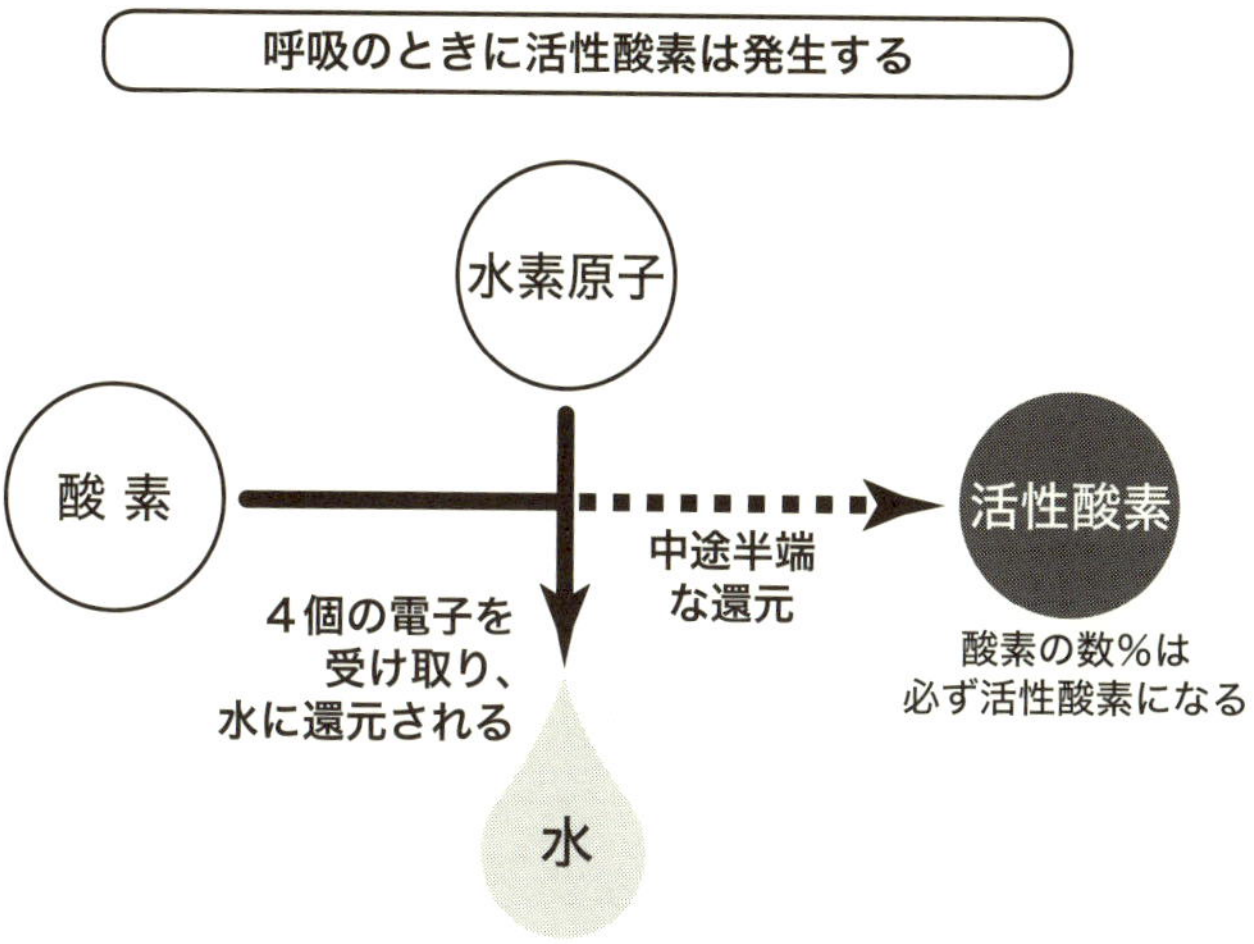

しかし、その一方で体に悪影響を及ぼす側面もあります。最近はもっぱらこの悪影響のほうが有名になっていますね。

科学的に説明すると、活性酸素は酸素が電子「e」を失った状態にあるため、非常に不安定化しています。そして、足りなくなった電子をなんとか補って安定化しようと、他の物質から電子を奪い取ろうとするのです。

この「他の物質から電子を奪い取る」という活性酸素の働きが、まさに「酸化」と呼ばれる反応で、これによって細胞を傷つけ、いわゆるサビが発生した状態にしてしまうのです。

生活習慣病の9割は活性酸素が原因

近年、多くの病気や老化の原因は活性酸素であるということが解明されるようになりました。病気の90％は活性酸素が原因であるという説もあるほどで、実際、実にさまざまな病気に活性酸素は深く関わっているのです。

たとえば、三人に一人とも、二人に一人ともいわれている生活習慣病。活性酸素の強力な酸化力が臓器や血管の細胞を傷つけることによって、生体機能そのものや、怪我や病気などからの回復力・免疫力などが衰えてしまい、高血圧や動脈硬化、糖尿病、脳梗塞や心筋梗塞などが発症すると考えられています。また、肺炎などの感染症にもかかりやすくなります。

臓器レベルから見ると、活性酸素が胃の細胞を傷つけると胃炎や胃潰瘍に、膵臓や肝臓などの細胞を傷つけると糖尿病や肝臓病になってしまいます。

今や二人に一人の割合で罹患し、日本人の死亡率のトップであるガンも、活性酸

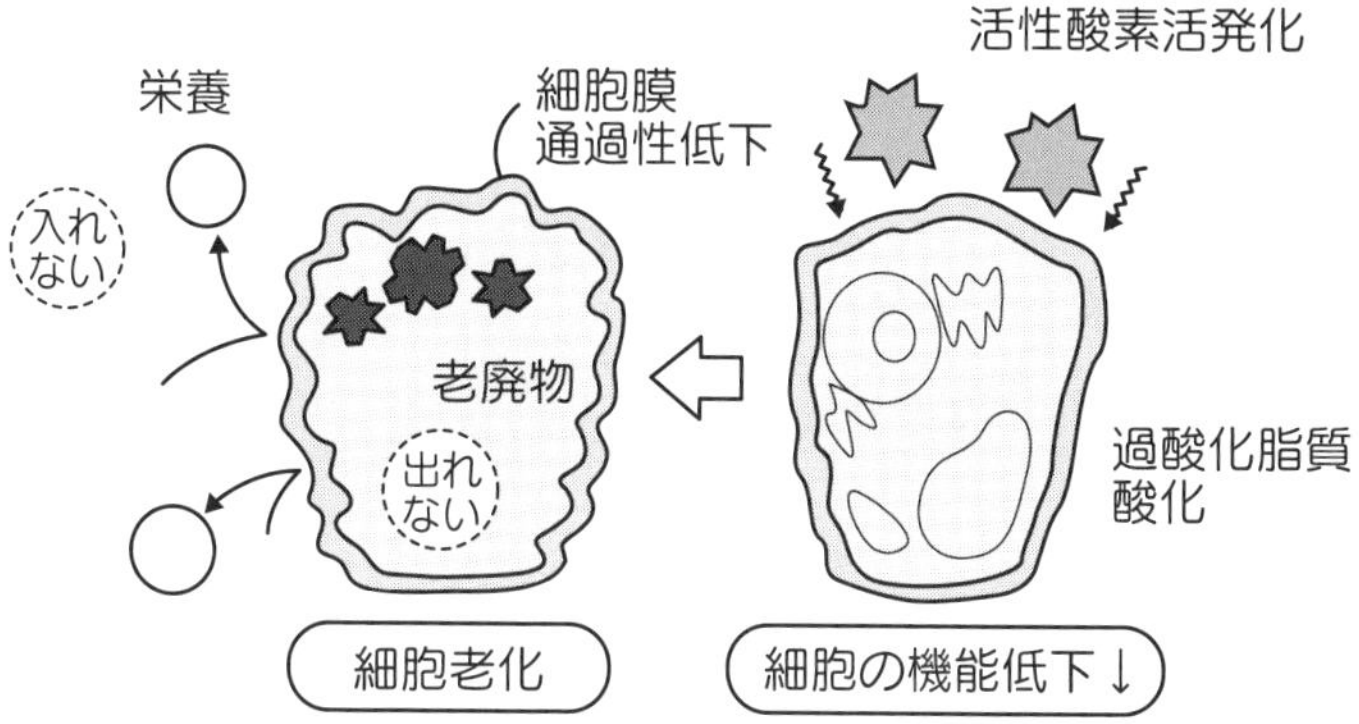

細胞膜を酸化して病気や老化の原因に

素が原因であることは広く知られています。活性酸素が細胞内のDNAを傷つけ、間違った遺伝情報が発信されることによってガン細胞が増殖していってしまいます。

このように活性酸素は体のさまざまな細胞を傷つけることによって、実にさまざまな病気を引き起こす原因となっているのです。そのため「病気の約90％は活性酸素が原因」とさえ言われています。

活性酸素が病気を引き起こすメカニズムについて、もう少し詳しく述べておきましょう。

花粉症などのアレルギーの原因にも

最近、花粉症などのアレルギー症状で悩む人が急増しています。

アレルギー疾患は、何らかの物質に対してアレルギー反応を起こす体質をもっており、その物質が体内に入ってくることによって免疫が過剰に反応し、鼻炎や結膜炎、ぜんそく、皮膚炎などの症状となって出てきます。

アレルギーの原因物質（アレルゲン）は、蕎麦、米、大豆、卵、小麦などといった食品から、ハウスダストやダニなどさまざまです。急増している花粉症などは、植物の花粉もさることながら、大気中の化学物質が密接に関与していると考えられています。

こうしたアレルギー疾患にも活性酸素はかかわっています。たとえばアレルギー疾患のひとつであるアトピー性皮膚炎。これは活性酸素が皮膚を保護する角質層の脂膜を酸化することによって皮膚のバリア機能が低下し、ダニや粉塵などの刺激に過剰反応することで引き起こされます。

一方、活性酸素が細胞内の酵素を活性化してヒスタミンなどの刺激物質を放出させると、鼻や喉の粘膜が花粉などアレルギーの原因物質に敏感になってしまいます。その結果、いわゆる花粉症（アレルギー性鼻炎）や、アレルギー性結膜炎、アレルギー性ぜんそくなどが引き起こされるのです。

ところで、アレルギーは自己免疫疾患のひとつです。同じ自己免疫疾患の一種に、リウマチがあります。

近年、リウマチは細胞内のタンパク質（ＡＳＫＩ）を活性酸素が活性化することによって炎症性のタンパク質であるサイトカインの産生が促進し、リウマチ特有の関節の痛みや腫れなどが発生することが明らかになりました。

このように自己免疫疾患についても、活性酸素は深く関係しているのです。

認知症や白内障とも密接な関係が

高齢化社会を迎えた日本では、認知症への対策が急務となっています。認知症は若年性のものがあるとはいえ、老化に伴う病気のひとつです。

脳細胞で生成されるマロンジアルデヒド（ＭＤＡ）という有害な活性酸素がありま す。この活性酸素が脳の神経細胞の脂質を酸化し、劣化させることによって記憶力が低下、ひいては認知症の発症へとつながるのです。

また、高齢者に多く診られる病気に白内障がありますが、これにも活性酸素がかかわっています。

紫外線が目の水晶体にあたると活性酸素が発生します。この活性酸素が水晶体を形成するタンパク質を酸化し、変性させます。これによって白内障が引き起こされてしまいます。

このように活性酸素は老化に伴うさまざまな病気の原因にもなっているのです。

女性特有の病気にも活性酸素が関与

婦人科系の病気も犯人は活性酸素だといわれています。女性の体は繊細であるがゆえに、男性以上に活性酸素の影響を受けやすいといっていいでしょう。エストロゲンなどの女性ホルモンは、活性酸素を除去する抗酸化作用をもともと持っており、若い間は活性酸素をさかんに退治してくれます。まさに女性の特権ですね。

しかし、加齢とともに女性ホルモンの分泌は低下してしまいます。こうして活性酸素を充分に除去できなくなると、残った活性酸素が脳細胞を傷つけ、脳のホルモン分泌機能を低下させてしまいます。

そもそも女性ホルモンは脳からの指令があってはじめて分泌されるのです。年齢とともに分泌機能は衰えますが、加えて活性酸素の害によってその機能が低下してしまうわけですから、ますます衰えてしまいます。

その結果、女性ホルモン分泌のバランスが大きく崩れ、生理不順や更年期障害、あるいは不妊症といった婦人病が引き起こされてしまうのです。

活性酸素による細胞ダメージが「老化」をもたらす

日本は世界の中でも長寿国として知られています。厚生労働省の調査によれば、2013年は日本人男性の平均寿命が初めて80歳を超えて80・21歳となり世界第四位。女性は前年より0・2歳上がって過去最高の86・61歳で、2年連続の世界一でした。長寿の理由には日本人特有の食生活や医療技術の進歩など、さまざまなことが挙げられます。

しかし、その一方で、人間は最長120歳まで生きることができるともいわれています。世界一長寿である日本女性の年齢から、さらに約34年も生きることが可能だということになります。

では、なぜ多くの人がそれ以前に死んでしまうのでしょうか。これも活性酸素に原因があります。活性酸素のダメージを受けた体が、年齢と共にさまざまな障害を蓄積していくためです。よく、「年と共にあちこちがダメになってくる」などという言い方をしますね。まさに、この言葉の通り、体のさまざまなところで障害が起き、それが年々、蓄積していくのです。

先ほどから活性酸素のもたらす害について述べていますが、私たちの体は、こうした活性酸素の働きに対して無力なわけではありません。活性酸素を除去する働きが体には備わっているのです。

体内で発生した活性酸素を除去するのは、スーパーオキサイド・ディムスターゼ（SOD）や、グルタチオン・ペルオキシターゼ（GPX）といった抗酸化酵素や食品で摂るビタミン、ミネラル、フラボン類、ポリフェノールです。さまざまな原因で活性酸素が発生しても、これらの体内酵素などが働いて、しっかり還元（無毒化）してくれるのです。

しかし、このような働きも年齢と共に衰えてきます。SODなどの抗酸化酵素が

20代をピークに年を追うごとに減少してしまうからです。40代でSODは20代の約半分に減少すると言われており、その後も10年に半分のペースで減っていくとされています。

30代を過ぎる頃から疲れがとれなくなった、40代半ば以降は無理がきかなくなった……などという話がごく普通に聞かれますが、まさに抗酸化酵素が減少しているのが原因なのです。

また、60歳を過ぎるとさまざまな病気にかかりやすくなるといったことを聞いたことはありませんか。SODなどの抗酸化酵素がかなり減ってきてしまうと、天敵がいなくなった活性酸素が勢いを得て細胞を酸化（サビること）。代謝が衰えて細胞機能も低下してしまいます。

同時に、活性酸素によって細胞が傷つけられると新しい細胞を作り出す細胞増殖機能（新陳代謝機能）も衰えてしまいます。若いときは、細胞が傷つけられたとしても、すぐに新たな細胞を作り出すことができていたのが、格段に生産が遅くなるのです。その間も活性酸素はあちこちで大暴れして細胞にダメージをもたらすので、修復がまったく追いつかなくなってしまいます。

これが皮膚で起きればシミやシワに、頭髪で起きれば白髪や薄毛となり、いわゆる老化現象となって現れます。

簡単に言ってしまえば、老化現象とは、活性酸素の害に対して細胞の修復が追いつかなくなってしまった結果だといえるでしょう。

肌老化の真犯人も活性酸素

ここまでは活性酸素の影響を全身的な見地でお話ししてきました。

ここからは肌に特化して、肌の衰えと活性酸素の関係について見ていきましょう。

さまざまな原因で体内に発生する活性酸素は、細胞をはじめとする物質をサビさせる酸化力がとにかくすさまじいのです。活性酸素が皮膚細胞の細胞膜を酸化させてしまうと、皮脂膜を過酸化脂質に変えてしまいます。過酸化脂質とは、いわば「腐った脂」といったところです。

この過酸化脂質は老化の最大の原因ともいわれる物質です。もともと細胞は脂質が主原料の薄い膜に覆われており、これが細胞膜といわれるものです。細胞膜が活性酸素に攻撃されて酸化し、過酸化脂質に変わってしまうと、栄養や老廃物が細胞膜をスムーズに通過できなくなってしまいます。

細胞は栄養素の供給と老廃物の運び出しが常に行われていることによって活力を維持し、活動をしているわけですから、それができなくなってしまったということになれば、おのずと細胞の活動は衰えてしまいます。

その結果、新しい皮膚細胞を生み出す力も低下。皮膚の新陳代謝が衰えてしまい、肌は劣化していってしまいます。

また、皮膚の深い部分にあるタンパク質繊維の「コラーゲン」や「繊維エラスチン」は、お肌のハリを保ちツヤをもたらすために大切な役割を担っているのですが、活性酸素はこれらのタンパク質を酸化してぼろぼろに(架橋)してしまいます。劣化したタンパク質は弾力やハリを失ってしまい、肌を支えることができなくなってしまいます。その結果、お肌の老化のひとつであるシミやたるみが引き起こされることになるのです。

活性酸素がシミを引き起こすメカニズム

紫外線がお肌の大敵であることは、もはや誰もが知るところです。太陽光に含まれる紫外線（UV-a）は皮膚内の酸素と反応することによって活性酸素を発生させ、肌の細胞を傷つけてシワやたるみなどの原因となります。これを「光老化」といいます。

もっとも、こうした紫外線の害に対しても、体には防衛力が備わっています。紫外線を受けた皮膚はメラノサイトという細胞から黒色のメラニン色素を生成・分泌することによって細胞を守ろうとするのです。

分泌されたメラニン色素は、しばらくすると代謝によって運び去られ、肌は再び白さを取り戻します。

ところが、活性酸素によって皮膚細胞が酸化してしまうと、細胞の活動が低下して、メラニン色素を運び去る代謝力が衰えてしまいます。するとメラニン色素がシミとなって肌に残ってしまうのです。

このように強力な酸化力でシワ、たるみ、シミなどを引き起こす活性酸素は、まさにお肌にとって最大の敵といえます。活性酸素対策のための美容製品が後を絶たないのもそのためです。

若々しい肌は活性酸素対策から

＊＊＊＊＊＊＊＊＊＊＊＊＊＊＊＊＊＊＊＊＊＊＊＊＊＊＊＊＊＊＊＊＊＊＊＊＊＊

肌の老化は活性酸素がもたらしているのであれば、活性酸素の害から肌を守ればいい。

まさしくその通りです。また、ハリやみずみずしさを保つために有効成分を直接お肌に与えれば効果的なのではないかと考えられます。さまざまな美容製品に肌に良いとされる成分が含まれているのも、もちろんそのせいです。

コラーゲンなどは、まさにそうした成分の代表格といっていいでしょう。しかし、肌の表面には角質層というものがあります。この角質層は、外部から物質が侵入するのを防ぐ働きを担っています。いわば、皮膚をさまざまな物質から守るバリアなのです。

この角質層があるために、せっかくのコラーゲンも中に入っていくことができません。もちろん、そうなれば効果を発揮することは不可能です。

「飲む美容液」として、コラーゲン入りのサプリなどもありますが、コラーゲンは高分子でプロテアーゼで一度分解され、吸収後、肝臓で再合成されて劣化組織を修復する仕組みです。消化器で消化されにくいため、多くはそのまま排泄されてしまいます。なんとか消化できたとしても、分解されてアミノ酸に変えられてしまうので、肌への効果はほとんど期待することができないといっていいでしょう。

やはり、本当の意味で肌を若返らせるためには、肌が老化する最大の原因である活性酸素の害から皮膚を守る必要があるのです。

活性酸素を還元・消去するためには抗酸化物質が必要となります。近頃、抗酸化物質を配合したスキンケア商品やサプリメントが急増しているのもそのためです。

こうしたサプリメントや美容製品に含まれる抗酸化物質は、ポリフェノールやビタミンC、コエンザイムQ10などがほとんどですが、残念ながらこれらは活性酸素を除去する力がそれほどあるとはいえません。また、皮膚における角質層、細胞における細胞膜など、表面には外部からの異物を通さないためのバリア機能が備わっているため、皮膚や細胞の内部にまで、これらの抗酸化物質が入り込むのは至難の業。一般の抗酸化物質には、効果に限界があると言わざるを得ません。実際に、「抗酸化物質をとってみたけれど、効いているのかいないのか、よくわからない」という方がほとんどではないでしょうか。「とらないよりは、とっておいたほうがマシかも知れない」という程度に受け止めている人も少なくないと考えられます。

私たちは活性酸素の原因物質に囲まれている!?

活性酸素が病気や老化の原因であり、肌の老化にも直接的にかかわっていることがほぼおわかりいただけたと思います。

健康と美容を維持するためには、できるだけ活性酸素が発生しないように食生活やふだんの生活習慣に配慮していきたいものです。

そのためにも活性酸素が発生する原因にどのようなものがあるのかを知っておかねばなりません。以下は、活性酸素が発生する原因の主なものです。

＊食品添加物（加工食品などに含まれるもの）や残留農薬、トランス脂肪酸を含む加工品など

＊医薬品（風邪薬や胃薬など市販の薬から医療機関で処方されるものなど。化学合成されたすべての医薬品）

＊排気ガス
＊放射線（レントゲンなども含む）
＊化学物質（光化学スモッグやＰＭ２・５など）
＊ストレスやショックなど精神的な負担、心身の過労
＊タバコ、アルコール
＊肥満
＊電磁波（電子レンジやパソコン、蛍光灯、テレビなどから発されるものなど）
＊激しい運動
＊感染症や病気や怪我などによる炎症

規則正しい生活をして、無農薬の野菜を選び、食品添加物がたくさん含まれるインスタント食品を避け、禁煙してアルコールも控える。このような努力を続けることができる人もいることでしょう。しかし、右の発生原因を見てもわかるように、排気ガスや放射線、化学物質やストレス、電磁波など、避けようにも避けられない

ものもかなりあります。

現代人の生活環境は便利で快適になった一方、活性酸素が発生しやすい状況であるといえるでしょう。私たちの体内では、休みなく活性酸素が発生しているのです。

そして、その活性酸素の9割が腸の中で発生していることがわかっています。さらにいえば「汚れた腸」が活性酸素を発生させる原因なのです。

昔から「腸の汚れ」は万病の元とされていた

医学の世界では、かなり昔から腸の汚れがさまざまな害を引き起こすと伝えられてきました。

四世紀中頃の中国、晋の道士である葛洪《かっこう》は、「長生きをしたければつねに腸内を清潔に保ち、不死を望むなら腸内に残留物があってはならない」と『抱朴子』に記しています。

また、日本最古の薬方書である『神遺方』にも、「体内のはらわたにへばりついて禍をなすものこそ病気の正体である」と記されています。

アメリカのR・H・ファーグソン博士も「ヒポクラテス以降の偉人たちの医学論文はすべて、腸内における便の異常蓄積の防止が病気の予防策や治療策として重要だと主張している」と述べています。

一方、ロシアの生物学者メチニコフ博士は、「細菌が腸内の老廃物を腐敗させて有害物質を形成し、血液に吸収されて全身に回ることで臓器や血管の老化を引き起こす」と、より踏み込んだ説を展開。このメチニコフ博士の「腸の汚れがさまざまな疾患や老化の原因となる」とする見解は、まさに現代医療において定説となっています。

腸が汚れる直接的原因は食の欧米化と運動不足

日本においては、戦前よりも戦後、豊かになった日本人の腸のほうが、より汚れているといわれています。

マクガバン・レポートをご存じでしょうか。1977年、米国において発表された、アメリカ人の食生活は成人病やガンなど重篤な病気の原因になっているとする内容のレポートです。このレポートでは、健康の維持・管理のためには日本食が理想的だと記され、それ以来、日本食が注目され今に至るようになりました。

このマクガバン・レポートで取り上げられている日本食とは、もちろん「寿司」「天ぷら」「すき焼き」といったものではありません。一汁三菜を基本とし、肉よりも魚を主体とする日本の家庭料理です。

しかし、皮肉なことに、このマクガバン・レポートが発表された頃から、日本においても、いわゆる「日本食離れ」が加速化し、食の欧米化が急激に広まっていったのです。そして、脂肪分やタンパク質が多く、食物繊維が少ない状態になってしまったのです。

腸が食物を運ぶ「ぜん動運動」は、野菜や海藻類、雑穀類に含まれる食物繊維が腸の内壁を刺激することによって促進されます。しかし、脂肪分の多い肉などの繊維質を含まない食物ばかりを摂取していると、腸の内壁が刺激されずにぜん動運動が起こりにくくなってしまいます。すると、腸内での消化物の移動がスムーズに行われず、腸内に滞留してしまうことになります。

さらに、現代人は食品添加物などを摂りすぎています。タンパク質、動物性脂肪、化学物質などは消化が難しいため、腸内での滞留時間が長くなってしまいます。

また、現代人の多くが過食傾向にあることも腸内環境悪化の原因となっています。食べ過ぎているということは、消化器官に頻繁に食べ物が送られてくるということです。それによって腸が疲れてしまい、収縮力を失います。すると消化物が腸内に滞留することになってしまいます。

加えて、運動不足も腸の汚れの一因となっています。腸のぜん動運動は適度な運動による刺激によっても起こります。また、運動によって腸の筋肉も適度に鍛えられることで、ぜん動運動は活発化します。

運動不足によって腸への刺激が少ないこと、そして、運動不足による腸の筋肉の衰えによって、ぜん動運動が低下して消化物を滞留させてしまうのです。

腸が汚れる原因は、他にもあります。

現代社会はストレス社会といわれていますが、まさにこの精神的ストレスも腸の働きを不活発にして腸の汚れを促進しているのです。

このように、現代人の腸は複数の原因によって汚れてしまっているのです。

＊＊＊＊＊＊＊＊＊＊＊＊＊＊＊＊＊＊＊＊＊＊＊＊＊＊＊＊＊＊＊＊＊＊＊

残留物が腐敗して有害物質が発生

汚れた腸の中ではどんなことが起きるのでしょうか。

腸に長期間溜まっている消化物はエサとなり、さまざまな悪玉菌が増殖します。

いわゆるビフィズス菌などの善玉菌のエサとなり、善玉菌が増殖してくれたらいいのですが、悪い環境下ではやはり悪い菌の発生・増殖となってしまうのです。

こうして増殖した悪玉菌は、消化物を腐敗させ、アンモニア、インドール、スカトール、硫化物などの悪性物質や悪臭ガスを発生させます。

同時に活性酸素を異常発生させます。活性酸素の90％が腸内で発生するのですが、それだけ汚れた腸は「毒素」にとって居心地が良い環境なのでしょう。

「便」や「おなら」は腸内環境を語るバロメーターですが、臭気が強いとしたら、腸がかなり汚れて活性酸素や悪性物質などの毒素が大量発生していると思っていいでしょう。

また、近ごろ口臭や体臭をケアする製品がたくさん見られるようになりましたが、これも汚れた腸内で発生した毒素が原因です。ですから、腸内環境を改善しない限りは、根本的な解決にはなりません。

毒素が全身を駆け巡り、肌荒れやあらゆる病気の原因に

腸内で繁殖した活性酸素や悪性物質などの毒素は粘膜を通って血液に吸収され、全身を駆け巡ることになります。汚れた腸が私たちの体にさまざまな異常をもたらすのは、そのためです。自律神経のバランスが狂ってしまい、頭痛やめまい、アレルギー疾患などを引き起こしてしまうのです。

そのほか、腸の汚れが引き起こす疾患としては、大腸炎や大腸がんなどの腸の病気をはじめ、痔、心臓病、肝臓病、腎臓病、膠原病、さらには糖尿病などの生活習慣病と、実に多岐にわたっています。

また、腸内で発生した毒素が血液中に増えてしまうと、血液がドロドロに汚れてしまうため血液の循環が悪くなり血行不良が生じます。すると、肩こりや腰痛などを引き起こします。疲労回復も遅くなり、常に疲れを引きずってしまうような状態になります。

そのうえ、皮膚細胞への栄養供給が低下します。つまり、お肌に十分な酸素や栄養素が届かなくなるのです。すると、お肌のみずみずしさが失われたり、肌の角質が入れ替わるターンオーバーがスムーズに行われなくなりメラニン色素の排せつが滞ってしまいます。免疫力も衰えてしまうので、シミや肌荒れ、ニキビなどを引き起こす結果になります。

汚れた腸がなぜ肌の老化を促進するのか、その理由がおわかりいただけたでしょうか。

＊＊＊

悪玉菌が善玉菌をやっつけてしまう

ここで、腸内細菌のバランスについて簡単に述べておきましょう。

腸内細菌には善玉菌と悪玉菌のほか、どちらでもない中間菌（日和見菌）も存在します。すべての細菌を合わせると、１００兆以上も生息しているとされています。

健康な状態の腸が、善玉菌が優勢で悪玉菌が劣勢であることはよく知られていますね。善玉菌が腸の運動を活発にして排便を促進し、悪性物質の原因となる残留物の腐敗が起きないように働いています。

一方、悪玉菌は先にも述べたように腸内の滞留物を腐敗させて悪性物質を生成、排せつしにくい便を作ったり、腸の動きを低下させたりして腸を汚してしまいます。

腸を汚して健康を害する悪玉菌は、タンパク質や脂質中心の食事、喫煙や飲酒、不規則な生活、ストレスなどが原因です。

腸内で悪玉菌が優勢になると、善玉菌は駆逐されてしまいます。つまり、悪玉菌にやっつけられてしまうのです。そうなると悪玉菌はますます元気になり、さらに増殖します。残留物の腐敗はますます進み、毒素がどんどん発生してしまいます。

ひとたび悪玉菌が優勢になってしまうと、腸内バランスは悪循環を繰り返すようになってしまうというわけです。

慢性の便秘症で悩む人は少なくありませんが、まさに悪循環にすっかりはまりこんでしまっている状態なのです。放置しておけば万病を引き起こす元になるので、できる限り早期に改善しなければなりません。

活性酸素にも悪玉と善玉がある

＊＊＊＊＊＊＊＊＊＊＊＊＊＊＊＊＊＊＊＊＊＊＊＊＊＊＊＊＊＊＊＊＊

腸内細菌に「善玉」と「悪玉」があるということはよく知られていますが、活性酸素にも善玉と悪玉があるのはご存じでしょうか。

活性酸素については、その害ばかりがクローズアップされているので、活性酸素と名のつくものはすべて悪いものだと考える人が大半だと思われます。しかし、活性酸素には体を守ってくれる働きもあるのです。「一重項酸素」「過酸化水素」の活性酸素は病原性ウイルスや病原菌を殺す優れたもので、いわば善玉です。

それに対して「ヒドロキシルラジカル」「スーパーオキサイドラジカル（ＳＯＲ）」は、細胞を傷つけるなど体に害をもたらす有害な活性酸素、つまり悪玉です。そも

体の中で発生する活性酸素の種類

バカな活性酸素	利口な活性酸素
スーパーオキサイドラジカル（SOR）	過酸化《かさんか》水素
$O_2^{-}\cdot$	H_2O_2
ヒドロキシルラジカル	一重項《いちじゅうこう》酸素
$HO\cdot$	$^1O_2$

そも「ラジカル（過激）」という言葉がついているくらいですから、いかに有害か想像がつきます。

「ヒドロキシルラジカル」「スーパーオキサイドラジカル」の働きは、生体細胞のDNAを切断して遺伝子情報を狂わせガン化させることや、肺炎や腎炎、アトピー性皮膚炎などの炎症の原因をつくることです。肌の老化や脱毛、白髪、血管の老化などあらゆる老化現象の真犯人でもあります。また、実に200種類以上もの生活習慣病の原因をつくっています。

活性酸素の害を防ぐということは、こうした悪玉の活性酸素を還元・無毒化することにほかなりません。

さて、ここまで「活性酸素」「腸内環境」についてクローズアップしたうえで、老化(特にお肌の老化現象)や病気との関係についてお話ししてきました。

次の章では、解決策のひとつとして大いに期待が持てる「水素焼成サンゴ末」についてお話ししていくことにしましょう。

2

抗酸化物質では退治できなかった活性酸素を無毒化！

「水素焼成サンゴ末」の驚くべきパワー

水素焼成サンゴ末が期待される理由

一般的には、まだあまり知られていない「水素焼成サンゴ末」。しかし、すでにヒト臨床試験によるエビデンスデータが揃っているばかりか、実際に医療現場でも使用されているという実績があります。

なぜ、専門家からそこまで注目されるのでしょうか。その第一の理由は抗酸化作用です。他の抗酸化物質では無毒化できなかった活性酸素を撃退し、さらにはその抗酸化力が長時間続くのです。

第二に、素材となるサンゴならではの多孔質の特徴によって、腸内のデトックス効果が非常に高いことです。

また、カルシウムの含有量も高く、日本人にとって慢性的に不足しているカルシウムを効率よく補給できる点も魅力です。

第三に、高い安全性が確保されている点です。

すでに発表されているエビデンスデータによれば、便秘解消、むくみや冷え性の改善、疲労回復、ダイエット、血圧や血糖値の安定、育毛、白髪の改善、睡眠や寝起きの改善、肌荒れ・皮膚疾患の改善など、さまざまな改善・緩和結果が報告されています。

医療・美容業界などの専門家が、なぜそれほどまでに注目するのか、水素焼成サンゴ末について詳しくお話ししていきましょう。

強力な還元力

＊＊＊

水素（H）は宇宙で最初にできた元素といわれています。元素の中では10分の1ナノメートル（100億分の1メートル）と最も小さく、その分、数がたくさんあります。実は私たち人間の体も3分の2が水素でできています。この点からも、水素は体にやさしい安全性の高い物質であることがわかります。

水素は電気的にマイナスを帯びた電子「e^-」を1個持っています。それに対して、活性酸素は「OH」とプラスを帯びています。そのため、水素は活性酸素と結合することができ、「H_2O」つまり水になって安定となります。

この酸化力を中和する力を「還元力」といいます。活性酸素の害をなくすため、無毒化といってもいいでしょう。これが活性酸素の害をやわらげる「抗酸化」といわれる作用です。

これだけでも水素の抗酸化力の威力がわかりますね。ところが、「水素焼成サンゴ末」は、さらに強力な抗酸化力があるのです。

水素焼成サンゴ末に含まれる水素は、「活性水素」というものです。水素がマイナスを帯びた電子をひとつ持っているのに対して、活性水素は「$2e^-$」と二つ持っています。腕が2本出ていると考えていただくとわかりやすいでしょう。その分、マイナス度が強くなっているのです。単純に考えても、水素の二倍の抗酸化力があるわけで、たとえるなら二刀流で複数の敵をどんどんやっつけてくれる強者といったところです。

2 抗酸化物質では退治できなかった活性酸素を無毒化！

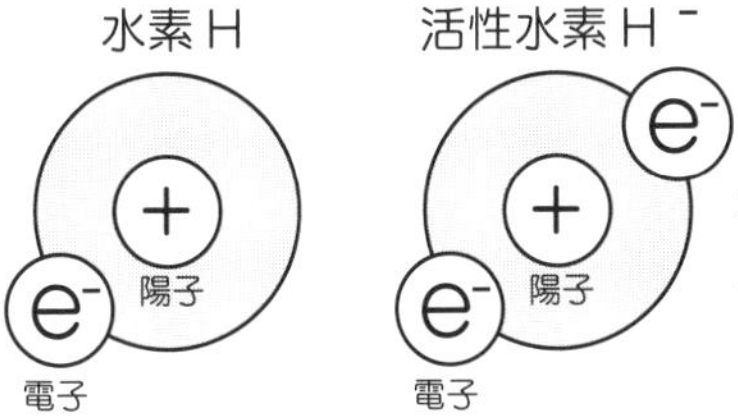

水素の持つ電子はひとつ(e-)。一方、活性水素は2つの電子(2e-)を持つ

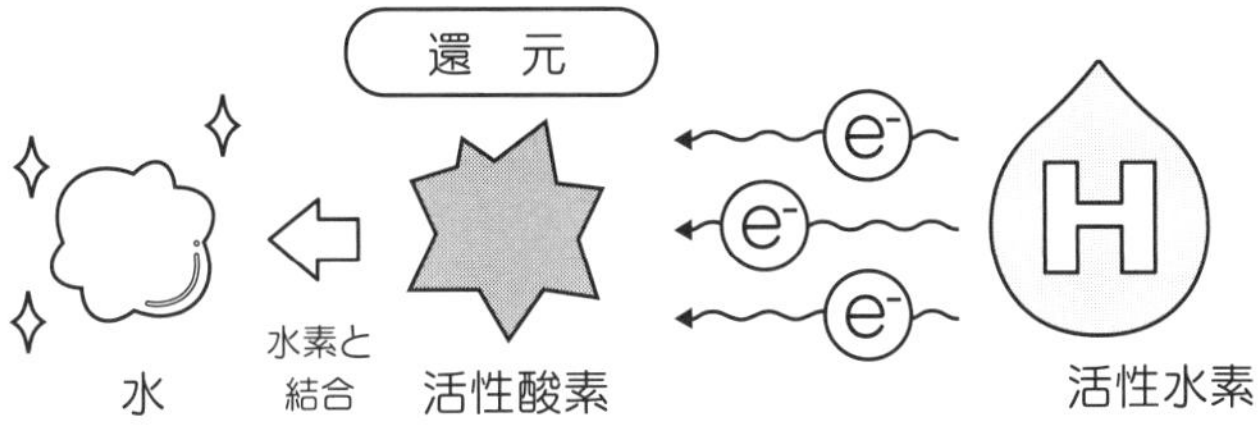

活性水素は電子(e-)を使って抗酸化物質の数百倍の力で活性酸素を還元する

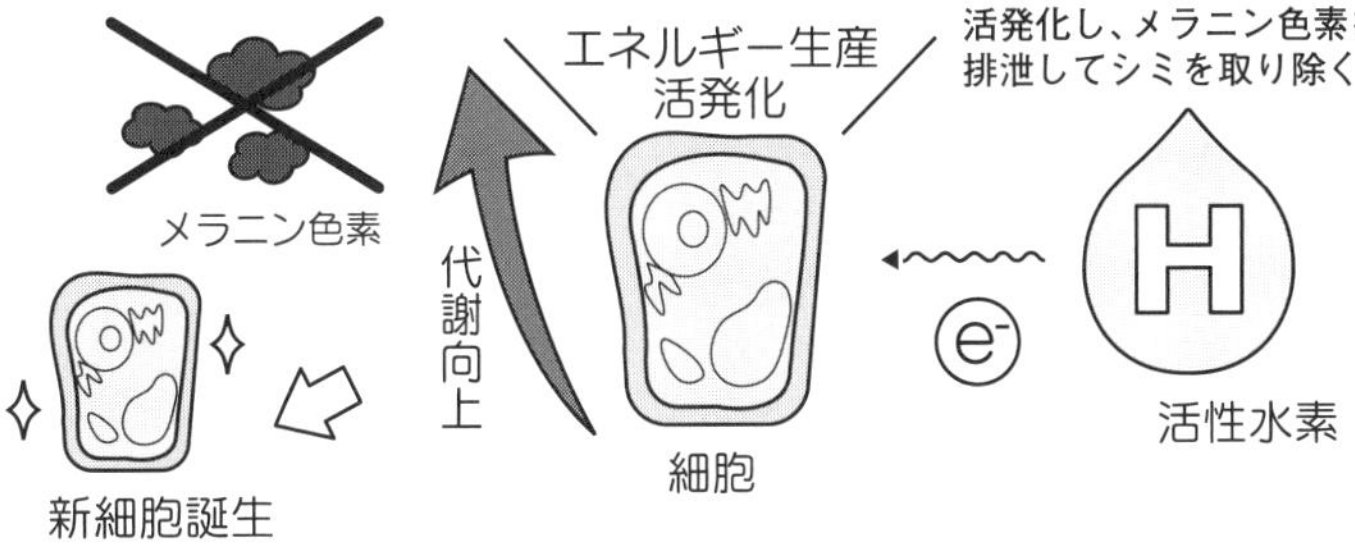

細胞のエネルギー作りを活発化し、メラニン色素を排泄してシミを取り除く

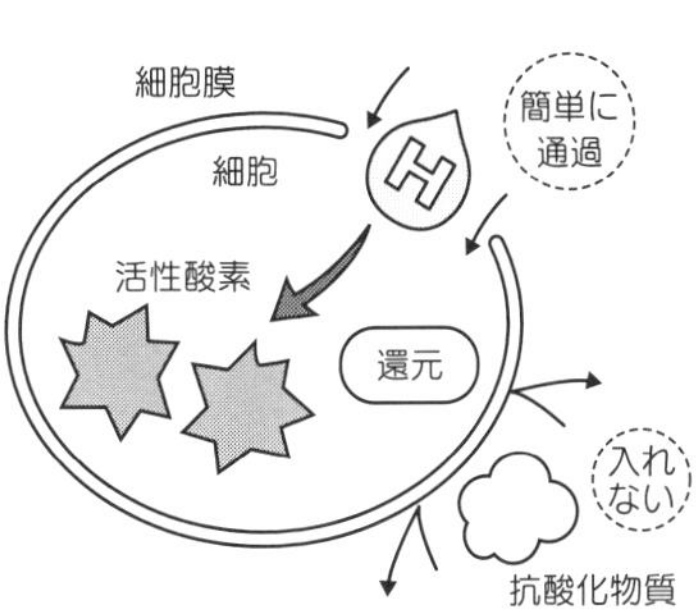

ナノサイズの活性水素は簡単に細胞膜を通過、細胞内の酸化物質を還元する

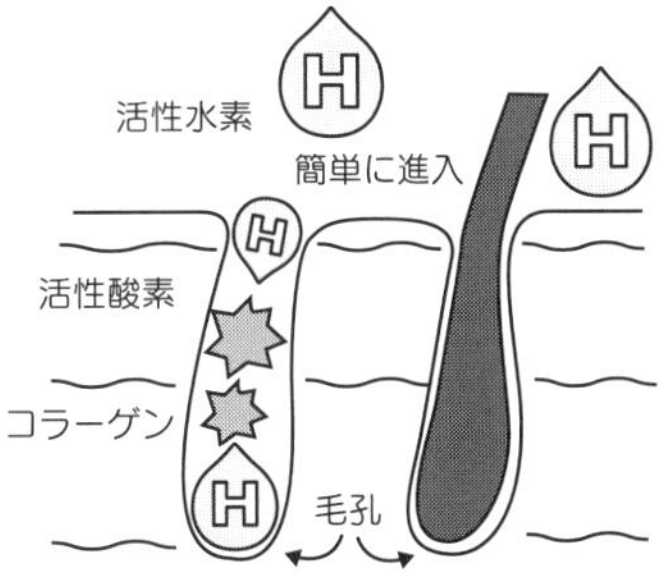

毛孔から皮膚の奥に入り込み、皮膚細胞やコラーゲンを酸化させている活性酸素を退治

凶悪な活性酸素を無毒化

活性酸素の害を緩和する抗酸化物質には、さまざまなものがあります。各種ポリフェノール、ビタミンCやビタミンE、コエンザイムQ10、カテキン、βカロテン、アスタキサンチンなどは、抗酸化が目的のサプリメントや化粧品に含まれることも多く、よく知られているところです。

できるだけ抗酸化物質を取り入れようと努力している人は、このなかのいずれかを試したことがあるのではないでしょうか。

しかし、「期待通りではなかった」「効いているのかどうか、いまひとつ実感できない」ということが多々あるようです。

実は、これらの抗酸化物質の還元力は、それほど強力とはいえないのです。こうした抗酸化物質は、「過酸化水素」「一重項酸素」「スーパーオキサイドラジカル」といった活性酸素は退治することが可能です。ところが、最も凶悪な「ヒドロキシルラジカル」への還元力が限られていて、決して高いとはいえないのです。これが、いまひとつ効果を実感できない理由です。

では、水素焼成サンゴ末はどうでしょうか。

水素焼成サンゴ末は、これまでの抗酸化物質に比べて数百倍という桁違いの力で活性酸素を退治するものです。先ほど、マイナスを2つ帯びていると述べましたが「最も小さな原子」が「マイナスを二つ帯びている」ことによって、抗酸化力が他の抗酸化物質の数百倍になるのです。その理由を詳しく説明していきましょう。

他の抗酸化物質は、多くの電子の集まりです。そのため、質量も当然ながら重くなっています。たとえばコエンザイムQ10の場合、質量は863という値になります。

これだけ大きな質量でありながら、持っている電子の数はたったの1個。最も小さな元素である水素が電子を1個持っているのとは、まったく事情が異なります。これでは活性酸素を還元する力が限られてしまうのです。

一方、水素焼成サンゴ末の成分である活性水素の質量は、わずかに1。コエンザイムQ10と比べると、８６３分の１になります。ビタミンCやポリフェノールなど、他の抗酸化物質と比べても数百分の１と格段に軽くなります。ということは、同じ質量にした場合、水素は桁違いの数になることになります。

このような質量の差から計算した水素の還元力は、コエンザイムQ10の８６３倍、ポリフェノールの２２１倍、カテキンの２９０倍、ビタミンCの１７６倍にもなります。

これだけでも還元力の高さがわかると思いますが、忘れてならないのは活性水素は原子１つあたり２つの電子を持っているということです。電子数の数も格段に多くなるわけですから、その抗酸化力は比較にならないほどの大きさだと考えていいでしょう。

特筆すべきは、水素焼成サンゴ末は最も凶悪なヒドロキシルラジカルを選んで強力に退治してくれるという点です。他の抗酸化物質では退治できなかった活性酸素を無毒化できるということは、その抗酸化力がいかに優れているかを語っているのです。

お肌に、細胞に、しっかり届く

水素焼成サンゴ末が他の抗酸化物質とは比較にならない点は、まだあります。

先に述べたように普通の抗酸化物質はいずれも質量が大きいため、体内で入っていくことができる場所も限られています。

私たちの体には60兆ともいわれている細胞がありますが、その細胞は限られた物質しか通ることができないよう「細胞膜」に包まれています。そのため、サイズの大きな抗酸化物質は、細胞の内部まで入っていくことができません。

しかし、水素焼成サンゴ末の成分である活性水素は、ナノサイズ以下という宇宙で最も小さな物質です。この小ささゆえに、活性水素は簡単に細胞膜を通過して、細胞内の活性酸素を退治することができるのです。

さらに、微小な活性水素は毛孔の奥深くまで浸透し、他の抗酸化物質が入り込むことのできない皮膚の奥にまで入っていくことができます。そして、皮膚細胞やお肌にうるおいやハリをもたらすコラーゲンが活性酸素によって酸化されるのをくいとめてくれるのです。

また、皮膚細胞の活動が活発化して新しい皮膚細胞の誕生による新陳代謝やコラーゲンの生成そのものも促進され、肌のハリ、つや、みずみずしさなどがよみがえってきます。

酸化を免れた皮膚の代謝力が高まることによって皮膚からの老廃物の排出も促進されます。皮膚に残ったメラニン色素がスムーズに運び去られて、シミの改善・緩和も期待できます。

今のところ、このように細胞の中にまでしっかり届く抗酸化物質は、水素焼成サンゴ末の主成分である活性水素のみであるといっていいでしょう。抗酸化物質をたくさん含んだ美肌目的のサプリメントやスキンケアに対して、いまひとつ効果が実感できない理由は、ここにもあります。つまり、どれだけ抗酸化物質を豊富に含んでいたとしても、細胞の内部にまでは届けられなかったために、さほど改善されなかったのです。

エネルギー生産を促進して肌の若返りを助ける

水素焼成サンゴ末は、健康に生きていくための生命活動にとっても、非常に重要な働きを担ってくれます。

私たち人間の体内では、生命活動として、さまざまな化学反応が行われています。たとえば、人間はエネルギーがなければ、体温を維持したり、内臓器官をスムーズに働かせることができません。エネルギーがなければ生きることができないようになっているのです。

体がエネルギーを作る作業も、糖などの栄養を細胞がエネルギーに変える化学反応であり、それには「酵素」の手助けが欠かせません。酵素にはいくつもの種類がありますが、いずれも実に重要な働きを担っています。

そして、その「酵素」が必要としているのが「電子」です。実は、酵素が必要としている電子を供給しているのは、水素焼成サンゴ末の主成分である活性水素が生み出す「水素イオン」なのです。

水素焼成サンゴ末には、体内で大量の水素イオンを供給する力があります。大量発生した水素イオンは、たくさんの電子を酵素に供給してくれます。するとと細胞のエネルギー作りが活発になり、老廃物の排せつや、新たな細胞の生成が促進されます。お肌のターンオーバーもスムーズに行われるようになるため、肌の若返りを助けてくれるというメカニズムにも期待ができるのです。

＊＊＊＊＊＊＊＊＊＊＊＊＊＊＊＊＊＊＊＊＊＊＊＊＊＊＊＊＊＊＊＊＊＊＊＊＊＊

アトピー性皮膚炎の改善にも期待

お肌の悩みといってもアトピー性皮膚炎となると治療も難しく、中には深刻なケースもあります。女性の場合、お化粧ができない、季節や体調によって症状が悪化してしまうなど、つらい思いを抱えてしまうことでしょう。

最近の研究では、活性酸素がある種の酵素を刺激して炎症性のタンパク質（サイトカイン）が過剰に産生されることで、アトピー性皮膚炎や花粉症などのアレルギー反応を引き起こすことが明らかになっています。さらに、活性酸素が皮膚の脂質を酸化して過酸化脂質に変えると、皮膚のバリア機能が低下してしまい、アトピー性皮膚炎が引き起こされるといわれています。

水素焼成サンゴ末は、活性酸素を強力に還元消去することで、炎症性サイトカイン産生を導く酵素の働きを抑えると考えられています。また、皮膚を酸化から守って過酸化脂質の生成を抑制します。この二点から、アトピー性皮膚炎の改善にも期待されています。実際、水素焼成サンゴ末を治療に導入している皮膚科の医師もいます。

＊＊＊＊＊＊＊＊＊＊＊＊＊＊＊＊＊＊＊＊＊＊＊＊＊＊＊＊＊＊＊＊＊＊＊＊＊＊＊

細胞レベルから健康で若々しく

エネルギー生産が促進されることによって、多くの人の悩みである「肥満」にもアプローチすることができます。

現代人の肥満の原因は、食べ過ぎはもちろんのこと、交通手段の発達や忙しさによる慢性的な運動不足がまずあげられます。また、エアコンなどの普及によって、自力で体温を維持する必要がなくなってしまい、それまで体温維持のために使われていたエネルギーが不用となったため、そのエネルギーの材料となる糖や脂肪などが余ってしまい、体内に蓄積されるようになってしまいました。

しかし、それだけではありません。肥満にも活性酸素が原因となっているのです。

細胞の中にはミトコンドリアと呼ばれる器官があり、生命活動の源であるエネルギーを生産しています。食事をとり、胃腸で消化された食物は糖に分解されたあと、血液に乗って全身の細胞に送り込まれます。そして、細胞内のミトコンドリアに取り込まれた糖が一連の化学反応の中で分解され、水素イオンがつくられます。

生産された水素イオンは電子を供給する役割を担っています。ミトコンドリアに電子が供給されると、さらなる化学反応が引き起こされ、エネルギーが生産されます。

ところが、体内で発生した活性酸素がミトコンドリアを傷つけると、ミトコンドリアのエネルギーを作る力が衰えてしまいます。そうなれば、原料である糖の消費は低下し、エネルギーに変換されることなく体内に余ってしまうことになります。

余った糖は皮下脂肪や内臓脂肪として蓄積。これが繰り返されることによって体重が増え、やがては肥満になってしまうというわけです。

水素焼成サンゴ末が活性酸素を撃退することができれば、細胞内のミトコンドリアが傷つけられることも減り、エネルギー生産をスムーズに行うことができます。そうなれば、糖が余って体に蓄積されるという悪循環も緩和されることでしょう。

食べたものを効率よくエネルギーに変えてため込まない体質になるということは、代謝の良い体、太りにくい体になるということです。

しかし、それだけにとどまりません。代謝が良くなるということは、疲れをため込まない、疲れにくい体になるということでもあります。

また、免疫力も向上し、病気にかかりにくい健康な体を維持することができます。代謝力・免疫力が向上することは、老化を遅らせるアンチエイジングにもつながります。細胞レベルから元気で若々しくなるといっていいでしょう。

血管を柔軟にして血行促進。冷え性改善、動脈硬化の予防にも

動脈硬化や脳梗塞など血管系の生活習慣病は、ともすれば命の危険にもつながる恐ろしいものです。

血管壁細胞の細胞膜の主成分は脂質やコレステロールです。脂質・コレステロールと聞くと「体に悪いもの」と連想するかも知れませんが、血管に弾力や柔軟姓をもたらすためには必要な成分です。

しかし、これら脂質やコレステロールが活性酸素によって酸化してしまうと、有害な過酸化脂質や酸化コレステロールに変わってしまうのです。その結果、血管壁の弾力性は失われ、血管壁そのものが厚くなってしまい、血液の流れが悪くなります。

これがいわゆる「動脈硬化」の状態で、症状がさらに進行し悪化すると、脳梗塞や

心筋梗塞など重篤な病気を引き起こすことになってしまいます。

水素焼成サンゴ末は、こうした血管系の生活習慣病にも力を発揮すると期待されています。その強力な抗酸化作用で血液中の活性酸素を除去し、血管壁細胞の細胞膜成分が酸化するのを防いでくれるからです。

血管が柔軟姓を取り戻せば動脈硬化の予防・改善になります。動脈硬化を防ぐことができれば、脳梗塞や静脈瘤、高血圧などの血管系生活習慣病の予防にもなります。

ところで、多くの女性が冷え性で悩んでいますが、それは血液の循環が悪くなっていることが大きな原因のひとつです。

血行が悪くなるとお肌に十分な酸素や栄養素がいかなくなってしまうため、肌の老化がそのぶん進んでしまいます。深刻な冷え性を抱える人が、同時にくすみやシミ・シワなどで悩んでいるのもそのためです。

また、冷え性は腸の働きを鈍くしてしまうため、便秘症にもつながります。

血管を丈夫に保ち、血行をよくすることは、冷え性を改善することにもつながるばかりか、美肌や便秘改善のためにも大切なのです。

更年期や生理不順など女性の悩みにしっかりアプローチ

女性の悩みとして多いのが、生理不順や更年期などの婦人科系の病気に加え、便秘です。水素焼成サンゴ末は、このいずれをも改善する力があります。いわば女性の悩みを解決してくれる強い味方といったところです。

まず婦人科系の病気です。生理不順や更年期、不妊などの女性特有の病は活性酸素が脳細胞を傷つけて女性ホルモンのバランスが崩れることによって起こります。水素焼成サンゴ末の強力な抗酸化力によって脳内の活性酸素を還元消去すると、女性ホルモンのバランスが改善。女性ホルモンがスムーズに分泌されることによって、婦人科系の病気の多くを予防・改善することができると期待されています。

一方、便秘は、腸壁の細胞が活性酸素に酸化されて腸の活動が低下し、老廃物の排せつが滞ることで起こります。

これに対して、水素焼成サンゴ末は活性酸素の害から腸壁を守ることで腸の活動を改善し、老廃物の排せつを促して便秘を防いでくれると考えられています。

ちなみに、このところ男性ばかりか中高年女性の悩みとなっている加齢臭ですが、これも活性酸素が原因です。「加齢臭」の正体は、毛穴から分泌されるパルミトオレイン酸を酸化して悪臭の「ノネナール」に変質させてしまう活性酸素なのです。

水素焼成サンゴ末は活性酸素を還元することで、パルミトオレイン酸の酸化を防止。中高年の悩みである加齢臭を防止してくれると期待されます。

＊＊

しぶとい便秘症もスッキリ

有名なハリウッド俳優やアーティストなど、セレブが実践していることから注目されている「腸デトックス」。予防医療が発達している欧米では、医学的な見地から推奨されており、ドイツなどでは健康保険が使えるほどです。「腸の汚れは万病の元」であり、若々しく健康でいるためには腸デトックスが効果的だと認知されているのです。

しかし、この腸内洗浄は専門機関で行うならまだしも、個人で行うには難しく、思わぬ副作用も報告されています。また、専門機関で行う場合は安心ではありますが、高い料金がかかります。

そこで、注目を集めているのが水素焼成サンゴ末の腸デトックス効果です。活性酸素の害から腸壁を守ることによって腸の活動を活発にし、便秘を改善することは先に述べました。しかし、それだけではありません。これに加えて、サンゴを原料としている水素焼成サンゴ末ならではの働きがあるのです。

水素焼成サンゴ末の原料となっている「サンゴ砂」は、非常に吸着力のある多孔質構造となっています。無数の孔が腸に滞留した悪性物質を強力に吸着して便と共に体外へ排出。「腸デトックス」とほぼ同等の効果が得られると考えられます。

また、水素焼成サンゴ末の主成分であるカルシウムも吸着性に優れています。いわば、多孔質構造とカルシウムというダブルの吸着力で悪性物質を体外に排出できるのです。

水素焼成サンゴ末を飲んだ人の多くから、長年の便秘症が改善されたという報告もあります。

実は髪の悩みにも……

肌の悩みにしっかりアプローチしてくれる水素焼成サンゴ末は、髪にも嬉しい影響があります。

かつては薄毛というと男性特有の悩みとされていましたが、近年は女性でも薄毛の悩みを抱える人が増えています。ヘアウィッグが売れているのもそのためです。

頭髪の悩みは薄毛だけにとどまりません。白髪、脱毛症、髪のコシやハリが失われるなどさまざまです。いずれも加齢によるもので、主な原因ははやり活性酸素です。

2009年、イギリスのブラッドフォード大学のカリン・シャルルーター臨床実験皮膚科教授らの研究チームは白髪に関する画期的な研究発表をしています。その発表内容は、ひとことでいえば「白髪の原因は酸化ダメージである」というものです。つまり、白髪の原因は活性酸素なのです。

次ページの図をご覧ください。これは活性酸素と髪の関係性について表したものです。

毛髪を作り出す細胞を毛母細胞といいます。実は、驚くべきことですが、毛母細胞で作られる毛には色がついておらず白髪なのです。そこに毛母細胞の周りにある色素細胞(メラノサイト)で作られたメラニン色素が吸収されることによって、髪に色がつくというのが健康な髪のメカニズムなのです。

白髪になってしまうのは、活性酸素が原因で毛根の色素細胞の働きが弱ってしまい、髪に色をつけるメラニン色素を生成できなくなってしまうからです。また、活

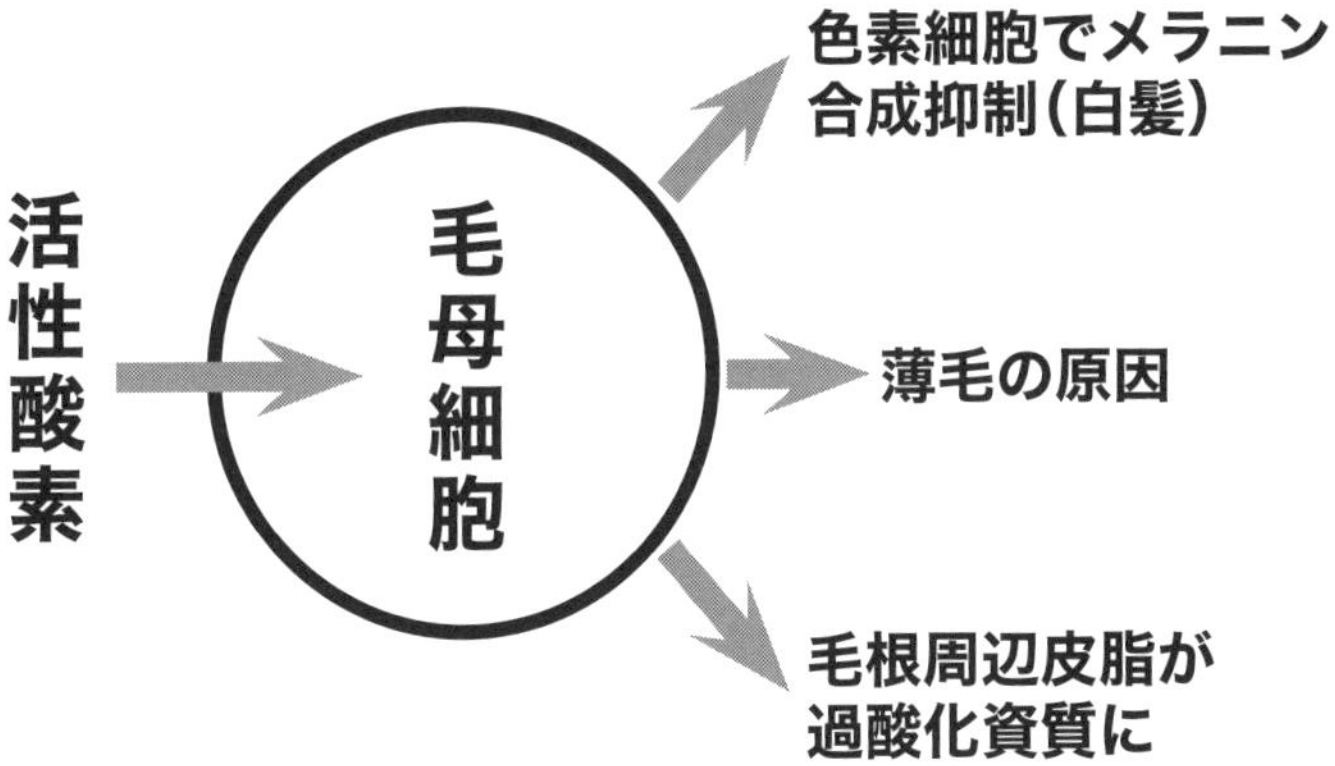
活性酸素
毛母細胞
色素細胞でメラニン合成抑制（白髪）
薄毛の原因
毛根周辺皮脂が過酸化資質に

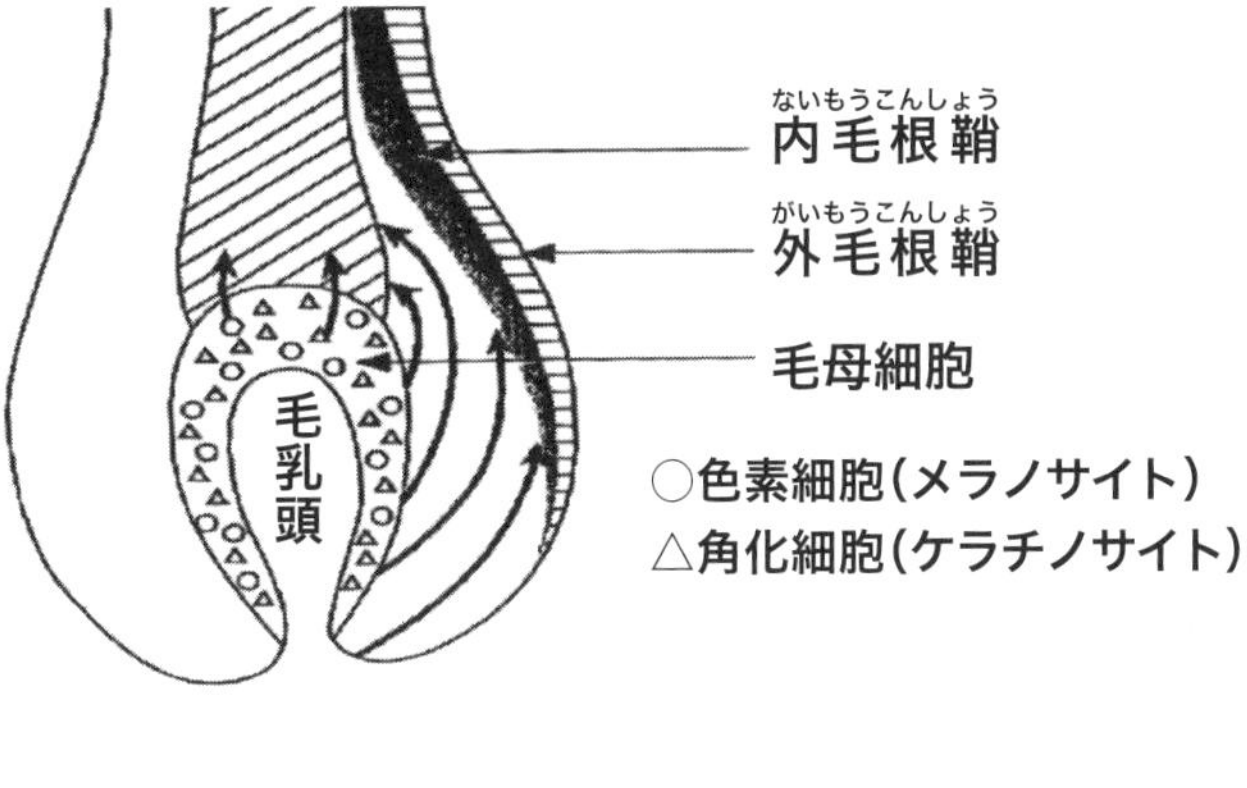
内毛根鞘《ないもうこんしょう》
外毛根鞘《がいもうこんしょう》
毛母細胞
毛乳頭
○色素細胞（メラノサイト）
△角化細胞（ケラチノサイト）

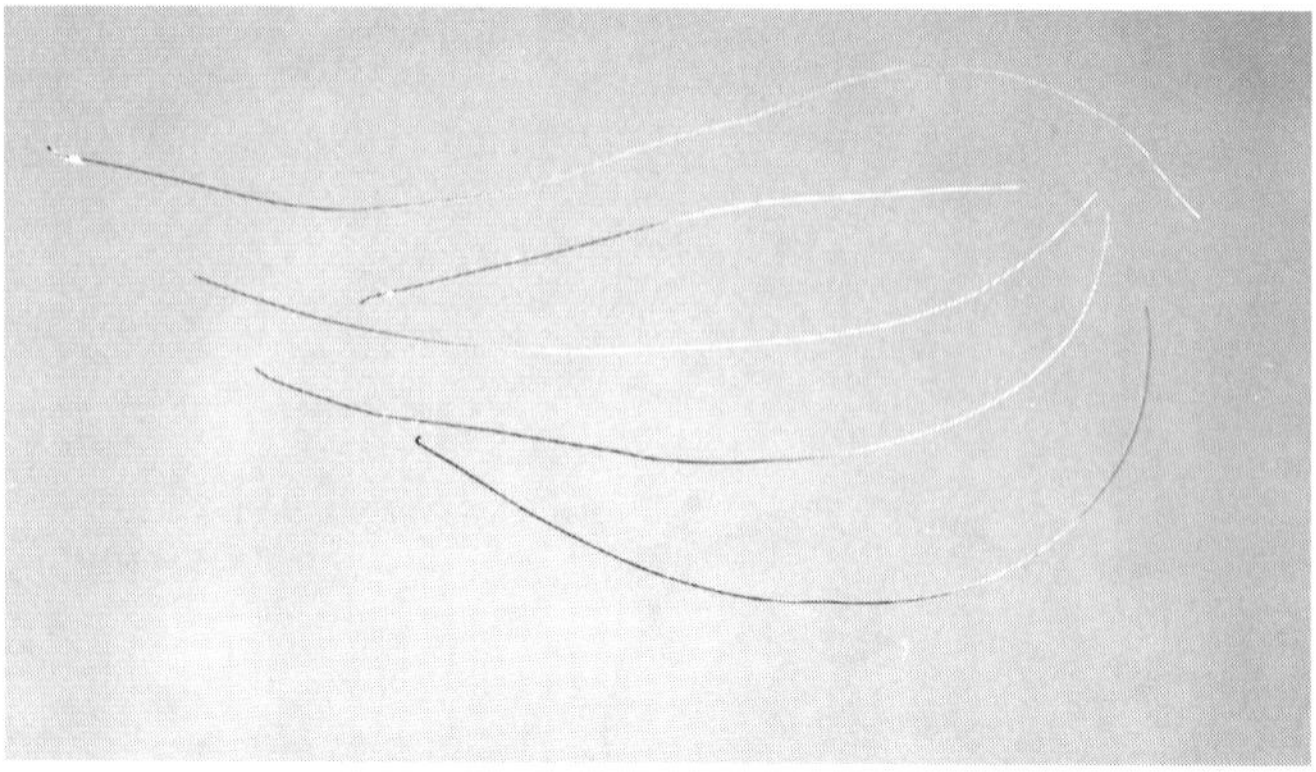

初毛白毛から２年間で黒髪改善した。男性51歳（2011年1月～2012年12月）、水素焼成サンゴ末カプセル（390mg）1日2回3カプセル。

性酸素は強力な酸化力によって髪を白くしてしまうばかりか、毛髪を作り出す毛母細胞まで傷つけ、毛髪の生産を低下させて薄毛を引き起こさせてしまいます。

最近になって、毛髪の成長に重要な役割を果たしているのが「17型コラーゲン」というタンパク質であることも明らかになりました。この17型コラーゲンが不足すると、毛髪の成長が衰えて薄毛の原因になることもわかっています。さらに、血流障害や栄養不足も白髪や薄毛の原因となっています。動脈硬化などによって血流が悪化すると、毛母細胞への栄養供給が衰えて、毛髪を作る力が弱まってしまうのです。

若々しく健康な毛髪を保つには、毛髪に大切な毛根の細胞や成分を活性酸素の害から守ることが鍵となります。これまで述べてきた水素焼成サンゴ末の強力な抗酸化力によって体内の活性酸素を取り除くことで、毛母細胞そのものが元気になり、髪の悩みの緩和が期待できます。

実際、水素焼成サンゴ末を摂取している多くの方が、髪の悩みが改善されたと驚きの声を寄せています。

＊＊＊＊＊＊＊＊＊＊＊＊＊＊＊＊＊＊＊＊＊＊＊＊＊＊＊＊＊＊＊＊＊

カルシウム不足が原因の病気を緩和

水素焼成サンゴ末には、計り知れない可能性があると感じた方も多いことでしょう。実際に、便秘や肌荒れを改善するだけにとどまらないのです。というのも、水素焼成サンゴ末が活性酸素を撃退すると同時に腸デトックスにもつながり、さらにはカルシウムなど重要なミネラルの補給にもなるためです。

実は、カルシウム不足も様々な病気や老化の原因となるのです。厚生省の定める摂取基準を栄養素の中で唯一下回っているのがカルシウム。それだけ日本人のカルシウム不足は深刻だということです。

よく知られるように、カルシウム不足は骨粗鬆症や骨折、虫歯の原因になります。しかし、さらに注意したいのはカルシウム不足による細胞活性の低下です。細胞活性が低下することによって動脈硬化や糖尿病などの生活習慣病をはじめ、心臓病や脳卒中、神経痛、眼病、肩こり、頭痛、勃起障害、アレルギー、イライラや不安などの精神疾患の原因にもなるのです。

水素焼成サンゴ末の主成分であるカルシウムは、細胞を活性化させ、これらのカルシウム不足が原因の症状を緩和。また、マグネシウムなど人体の生命活動に必要な必須微量ミネラルが豊富に含まれているため、体の活力が向上します。

＊＊＊

インスリンの分泌を促進、糖尿病の改善・予防にも

便秘・肌荒れ改善以外の水素焼成サンゴ末の可能性をもう少しご紹介しましょう。

いまや三人に一人とも、二人に一人ともいわれる糖尿病。生活習慣病のひとつですが、やはり活性酸素が原因のひとつと考えられています。

食事から摂取された糖は血液に乗って細胞に運ばれてエネルギーに変換されますが、一部の糖はエネルギー消費に使われず血液中に余ってしまいます。すると膵臓からインスリンが分泌され、糖を脂肪に変えてエネルギー材料として体内に蓄積します。

ところが活性酸素によって細胞が傷つけられると、細胞のエネルギー生産が低下、エネルギーの原料である糖が血液中に過剰に漂うことになってしまいます。ここで本来なら膵臓からインスリンが分泌され、糖を脂肪に変えて蓄積することになるのですが、膵臓までもが活性酸素に攻撃されてしまうと、インスリンの分泌が低下してしまいます。その結果、血液中は余った糖であふれんばかりになり、糖尿病が引き起こされてしまうのです。

水素焼成サンゴ末は、このような糖尿病の負のメカニズムを根本から改善すると考えられます。水素焼成サンゴ末から発生する水素イオンが細胞のエネルギー生産に必要な電子を細胞に供給。細胞のエネルギー生産能力を高め、糖の消費を促進すると同時に、膵臓そのものを活性酸素から守って、インスリンの分泌を促進させ、血液中に余った糖の分解を進めるとされています。

糖尿病そのものは死に至る病気ではありませんが、根本的な治療が困難であることと、さまざまな合併症を引き起こす点から恐ろしい病気といえます。水素焼成サンゴ末の摂取によって、糖尿病の治療薬を減らしていくこともできるのではないかと期待されています。

＊＊

ガンに対する有効性

活性酸素が引き起こす病気の中で、最も深刻なのが日本人の三大死因のひとつであるガンです。

活性酸素が細胞の遺伝情報を伝えるＤＮＡを傷つけることが、ガンが引き起こされる原因ですが、もともと私たちの体内にも「DNA修復遺伝子」といわれる遺伝子があり、傷ついたDNAを修復し、ガン細胞の発生を抑えているのです。

ところが、あまりに活性酸素が多くなり、細胞の修復が追いつかなくなると、細胞に突然変異が起こり、無限に増殖するガン細胞を発生させてしまいます。

ここまで来ても、まだ体にはガンと闘う防御機能が備わっています。白血球をはじめとする免疫システムです。

主にNK細胞（ナチュラルキラー細胞）が中心となり免疫システムが細胞内を常にパトロールし、ガン細胞が出現するやいなや退治します。

しかし、活性酸素が細胞を傷つけて免疫システムの働きを低下させてしまうと、ガン細胞の異常増殖が進んでしまいます。

水素焼成サンゴ末は体内の活性酸素を退治してDNAの損傷を防ぐことによって、ガン細胞発生のメカニズムを抑制することができると考えられています。さらに、細胞を活性酸素から守ることによってDNAの修復機能や免疫力そのものが改善され、ガン細胞の増殖を抑制する効果も期待されています。

認知症の予防と改善に

近年の高齢化社会で問題となっているのが認知症やアルツハイマーなどの老化にともなう脳関係疾患です。予防や治療の対策が進められつつはあるものの、発症部位が脳ということもあり困難を極めています。最近では若年性認知症など、熟年世代で発症するケースもあり、社会問題となりつつあります。

これらの脳関係疾患については解明されていないことが多いのですが、認知症を引き起こす原因のひとつとされるのが、脳内の神経細胞を酸化して、変性させる活性酸素です。

脳内に抗酸化物質を送り込み、活性酸素を消去することで改善されるはずですが、脳に続く血管の入口には限られた物質以外は通さない「血液脳関門」というバリアーがあるため、多くの抗酸化物質は脳に入ることができません。

そんな中、期待されているのが水素焼成サンゴ末なのです。水素は宇宙で最も小さいサイズの元素であるゆえに血液脳関門を通過し、脳内の活性酸素を還元消去することで、認知症を改善すると考えられます。

便秘も肌荒れも、さまざまな不調も。根本から解決しなければ意味がない

漢方や東洋医学の医師は、古くから患者の顔や舌を診ることで、病気の根本を判断しようとしました。顔を見る際には、肌の色はどうか、健康的なツヤやハリがあるか、適度なうるおいがあるか、表情はどうかなどをチェックするといいます。それだけ体調が表れやすいのでしょう。

このことは同時に表面的なケアだけでは不十分であるということを物語ってはいないでしょうか。腸の汚れによって活性酸素が発生し、体のあちこちに支障を来し、それが肌にも表れているのです。となれば、本当の意味でのスキンケア、つまり、真

に健康で若々しい肌をとりもどすためには、根本からケアしていかないとならないわけです。根本原因を解決しなければ、高価な化粧品もスキンケア商品も無駄になってしまいかねません。

ここまで、水素焼成サンゴ末の働きや効能についてお話ししてきましたが、まさに美と健康の悩みを根本から解決してくれるものであることをおわかりいただけたと思います。医療および美容業界が注目する理由も納得していただけたのではないでしょうか。

水素焼成サンゴ末の抗酸化力をはじめとする働きについては、臨床試験などのエビデンスによっても証明されています。次章では科学的な分析に基づいた水素焼成サンゴ末の効能についてお話ししましょう。合わせて、原料や製法についてもお伝えします。

3

エビデンスでも証明された水素焼成サンゴ末の可能性

きちんと知っておきたい水素焼成サンゴ末

気になる便秘や肌荒れを解消するばかりか、活性酸素が原因の老化や病気の予防や改善にもなる水素焼成サンゴ末。原料は何か、どんな製法なのか、どんなエビデンスによって効果が実証されたのかなど、具体的なことを知りたい方も多いことでしょう。

そこで、この章では水素焼成サンゴ末の原料や製法から、いくつかの実験による結果、モニターによる臨床評価などを述べることにします。

次ページのグラフ1「設問1：「水素」という健康・美容素材があることをご存じでしたか」をご覧ください。

水素について、2013年2月4日から20日にかけて、20歳以上の男女を対象としたモバイルアンケート「水素に関する意識調査」を実施しました（有効回答率1864件）。

グラフ1

【設問1】「水素」という健康・美容素材があることをご存知でしたか？

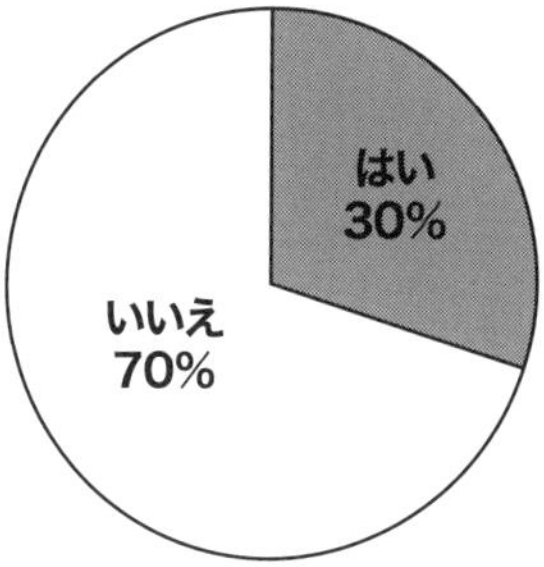

グラフ2

【設問2】設問1で「はい」と答えた方にお聞きします。水素に関する効果で知っていたものを選んでください(複数回答可)。

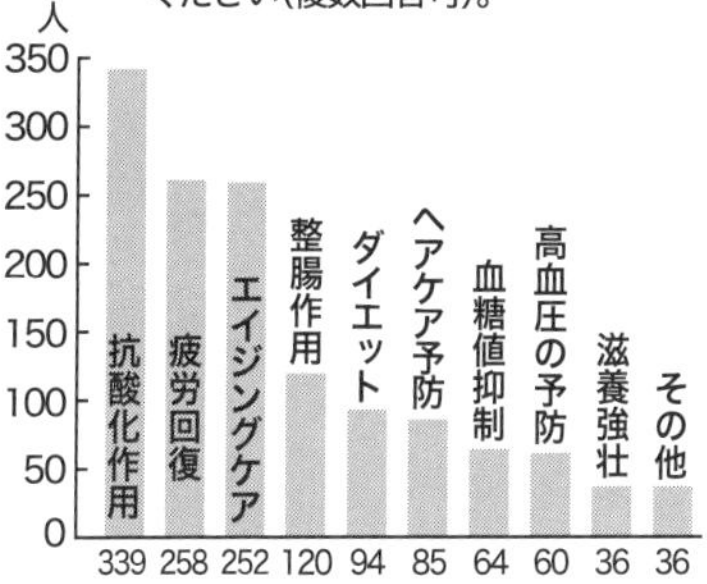

その結果、グラフをみてわかるように認知度が30%でした。まだ大半の人が水素を知らないと答えているのです。

さらに、この設問1において、「はい」と答えた30%の人に、水素に関する効果を知っているかどうかを訊ねたのがグラフ2となっています。

その結果、1位は抗酸化作用、2位は疲労回復。2位とのわずかな差で3位がエイジングケアとなっています。整腸作用は4位で、ダイエットやヘアケア予防などが続きます。

この整腸作用とヘアケアが上位にランクインしていることは、興味深い結果ということができるでしょう。

つまり、まだ依然として知られてはいないものの、知っている人は水素の効果をそれなりに的確に把握しているということです。

ただし、現在、すでに「水素焼成サンゴ末」の他にも、水素水をはじめとする数多くの「水素製品」が登場しています。「水素」とつけば、どれも効果は同じかといえば、まったくそうではありません。中には、それほど予防・改善効果が期待できないものも、残念ながらあると言わざるを得ません。

そうした意味においても、単なる「水素」ではなく、「水素焼成サンゴ末」そのものをきちんと理解しておくことは重要です。

＊＊＊

安全な１００％ピュアサンゴから生まれた水素焼成サンゴ末

原料となるのは、その名が示すようにサンゴです。サンゴは半永久の寿命を持つといわれるほどの、非常に強い生命力があります。そのサンゴが波に砕かれて細かくなり、海岸に打ち上げられたものを「サンゴ砂」といいます（写真1）。表面に無数の穴が空いているのがわかるでしょうか。これは白サンゴの特徴です。穴は孔と呼ばれるもので、サンゴの中でも孔が大量に開いた多孔質構造を持っています。この多孔質構造であるがゆえに、吸着力が非常に強くなっています。そのため活性水素を大量に含ませるのに最適な素材といえるのです。

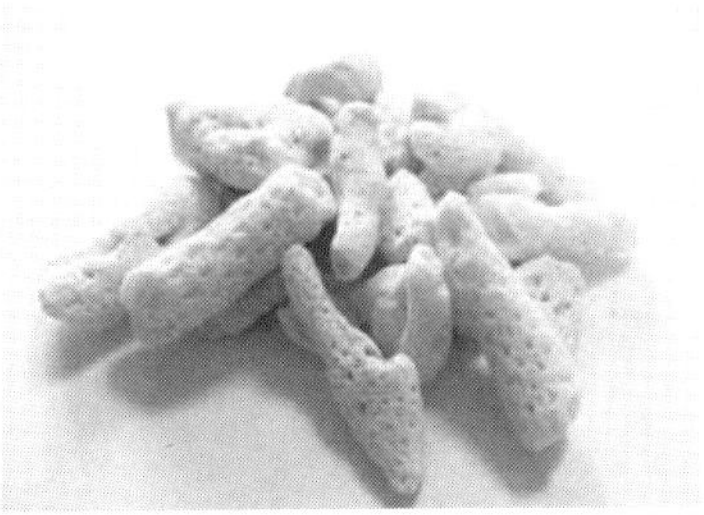

（写真1）サンゴが砕けて岸に打ち上げられてできた白いサンゴ砂。孔の多い多孔質。

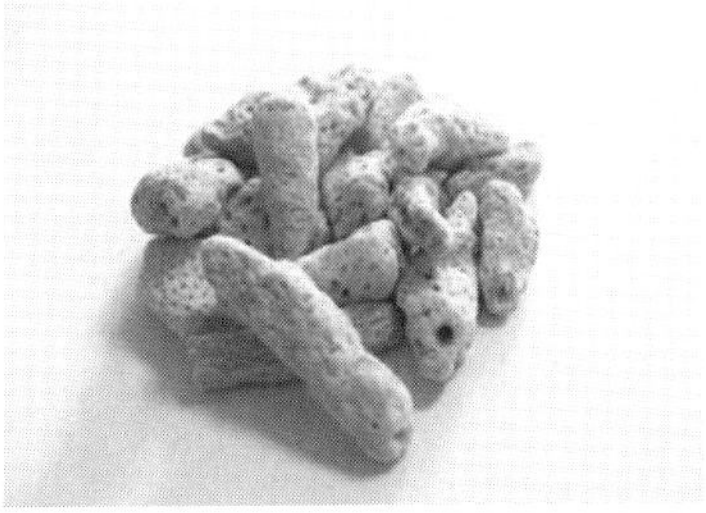

（写真2）サンゴ砂を特殊製法で焼成し、活性水素を大量に含ませたサンゴ砂。

このサンゴ砂を特殊な製法で焼成を行い、活性水素を大量に含ませることに成功したのが写真2です。

さらに、活性酸素を大量に含ませた焼成サンゴ砂を、ナノテクノロジー技術を駆使して水に溶けやすいパウダー状にしたのが「水素焼成サンゴ末」（写真3）です。このパウダーを飲みやすい天然成分由来のカプセルに詰め込み、サプリメントにします。

水素サプリを選ぶ際には、水素焼成サンゴ末の含有率が75％以上のものが望ましいのですが、できれば１００％のものを推奨します。配合率が低ければ価格はそのぶん安価になりますが、期待通りの効果が得られない場合が多々あるためです。

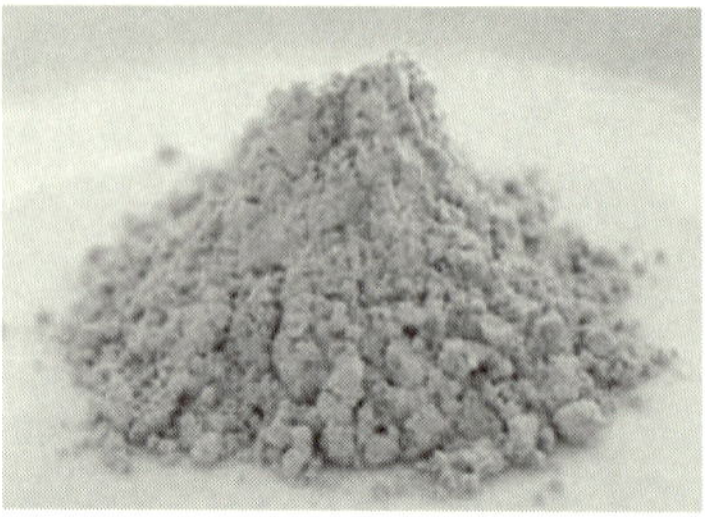

（写真３）サンゴ砂をナノ技術で粉砕したのが水素焼成サンゴ末。

１００％ピュアサンゴで「安全性」にこだわり

いくら素晴らしい素材であっても危険が伴うのであれば「優れている」とはいえません。

水素焼成サンゴ末のこだわりのひとつは、なんといっても安全性です。先にも述べたように原料は100%ピュアサンゴのみ。つまり、不純物はいっさい加えられていないのです。

とはいえ、「サンゴって食べても大丈夫?」という疑問もあるかもしれません。実は主成分のサンゴカルシウムは厚生労働省指定の既存添加物で、すでに健康補助食品などに広く使われているのです。安全性は折り紙付きというわけです。

また、カルシウムそのものも、いくら多量に摂取しても一定量を超えると吸収されずに体外に排泄される性質を持っています。そのため毎日摂取しても危険はまったくありません。もちろん、もうひとつの主成分である水素も、そもそも私たちの体を形成する物質そのものなので、大量摂取したところで何も問題が生じないのです。

そのほか、水素焼成サンゴ末には、鉄・亜鉛・マンガン・コバルト・銅・モリブデン・ニッケル・ヨウ素・ケイ素・クロム・セレン・フッ素といった成分が含まれていますが、これらはいずれも人体に欠かせない必須微量ミネラルです。しかも、非常に絶妙なバランスで含まれているため、これらのミネラルを全身に補給することで、体の活力は向上します。

安全性についての試験も実施されており、重金属やヒ素は検出されず、大腸菌群なども陰性、アレルギー表示もナシという結果が出ています。

水素水とはまったく異なる還元力と持続力

「水素が体に良いことを知っている」という人の中には、「水素水」を思い浮かべる人も少なくないことでしょう。

しかし、同じ「水素」という言葉がついていても、「水素水」と「水素焼成サンゴ末」は、まったく内容が異なるといっても過言ではありません。

活性酸素を還元できるということで、一時期、水素水がブームになりました。「水素水」のほか、「電解還元水」「アルカリイオン水」「活性水素水」などとも呼ばれています。

しかし、水素水に含ませることができる水素の量には限界があります。そのため全身の細胞に行き渡らせようと思えば、計算上、数10リットルもの水素水を飲む必要があるという結果が出ています。

一方、水素焼成サンゴ末は、白サンゴの特徴である多孔質構造の中に大量の活性水素が吸着されており、体内で水と混ざることによって大量の活性水素を発生させます。体内で発生した活性水素は全身の細胞にいきわたり、長時間にわたって活性酸素を還元します。

「まったく内容が異なる」というのは、このような働きによるからです。

****

素早く還元、長時間活性酸素と戦う

水素焼成サンゴ末が水の中で素早く活性水素を発生させ、長時間にわたって活性酸素を還元することは実験によって科学的なエビデンスが明らかになっています。この働きについて、もう少し詳しく述べておきましょう。

繰り返しになりますが、水素焼成サンゴ末には大量の活性水素が含まれていますが、水分に触れることによってはじめて大量の活性水素を発生するようになっています。

ところで、私たちの体の7～8割は水だということはご存じだと思います。水素焼成サンゴ末を摂取するということは、いうなれば水の中に入れるようなものです。つまり、私たちの体内に入ってはじめて、大量の活性水素が発生するということです。

しかも、発生した活性水素は、酸素の少ない環境では長時間にわたって持続し続ける性質を持っています。普通の抗酸化物質では1時間ももたないところを、8～12時間も持続するのです。

ちなみに、水素を含んだ「水素水」というものがありますが、この水素水も体内での持続はわずか1時間にしかなりません。

郵便はがき

料金受取人払郵便

新宿局
承認
6603

差出有効期間
平成29年
3月2日まで

1 6 0 8 7 9 1

344

新宿区新宿1−19−10
サンモールクレスト601

株式会社 ナショナル出版

愛読者カード係

ご購読ありがとうございました。本書の内容についてご質問などございましたら、小社編集部までご連絡ください。

ナショナル出版編集部 読者サービス係
電話:03(6821)8485

ふりがな お名前	年齢 歳 性別(男・女)

〒□□□−□□□□ ☎ ( )

ご住所

腸内の悪玉活性酸素を退治すれば **便秘・肌荒れはスッキリ解消！**

愛読者カード

小社出版物の資料として役立たせていただきますので、ぜひご意見をお聞かせください。

●ご購入先

1.書店（　　　　　　市 町 村 区　書店）　2.小社より直送

3.その他（　　　　　　　　　　　　　　　）

●ほぼ毎号読んでいる雑誌をお教えください。いくつでも。

●ほぼ毎日読んでいる新聞をお教えください。いくつでも。

1.朝日　2.読売　3.毎日　4.日経　5.産経

6.その他（新聞名　　　　　　　　　　　　）

●本書に対するご質問・ご感想

●今後、当社から各種情報をご案内してもよろしいですか。

1.可　　2.不可

*ご協力ありがとうございました。なお、ご記入いただきました個人情報につきましては、当社の出版物等のマーケティングにのみ使用し、第三者への譲渡・販売などは一切行いません。

水素焼成サンゴ末による水道水の酸化還元電位測定結果

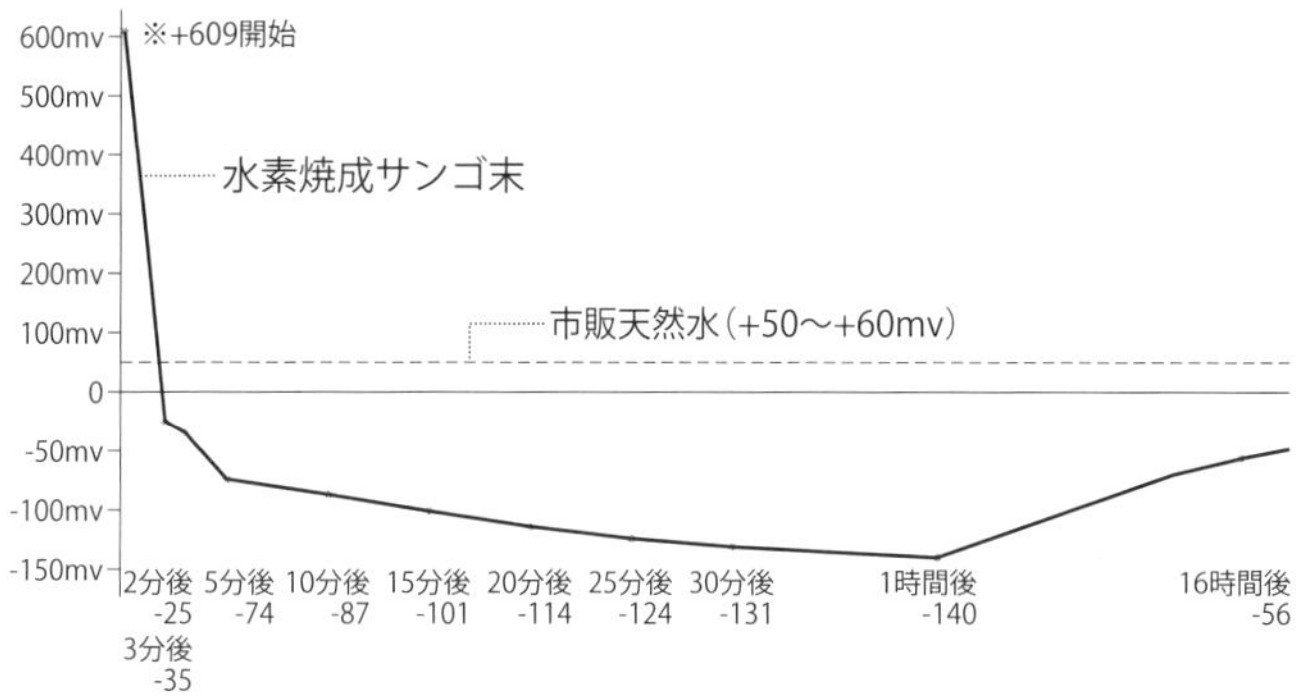

このことが何を意味しているか簡単にまとめておくと、他の抗酸化物質が私たちの体内で1時間ほどしか働くことができない一方、水素焼成サンゴ末は体内で素早く働き出し、しかも長時間にわたってリアルタイムに発生する活性酸素と戦い続けるということです。

上のグラフは、水素焼成サンゴ末の還元力の推移を表したものです。実に16時間後でも、還元力を発揮していたことがわかります。

この実験は、水道水に水素焼成サンゴ末を入れた直後から、酸化還元電位の変化を測定するというものです。

まず、水道水を入れた直後の酸化還元電位は＋６０９ｍｖ（ミリボルト）と非常に強い酸性度でした。ちなみに市販の天然水は＋50〜60ｍｖ程度です。

ここに水素焼成サンゴ末を中さじ1杯くらい加えてよくかき混ぜたところ、酸化還元電位の数値がみるみる下がり、わずか2分後にはマイナス25ｍｖになりました。強力な還元力であることがわかります。5分後あたりから数値の低下は緩やかになっていきますが、なおも下がり続け、10分後にはマイナス87ｍｖになりました。

30分後の計測ではマイナス131ｍｖとなり、依然として緩やかに下がり続けています。1時間後には、この日最高のマイナス140ｍｖを計測。その後は徐々に上がり始めたものの、16時間後でもマイナス56ｍｖを記録しました。

＊＊＊＊＊＊＊＊＊＊＊＊＊＊＊＊＊＊＊＊＊＊＊＊＊＊＊＊＊＊＊＊＊＊＊＊

バカな活性酸素は中和、利口な活性酸素は無視

水素焼成サンゴ末が活性酸素を還元する効果を科学的に測定するのに、もっとも重要な指標が二つあります。それは「酸化還元電位」と「ヒドロキシルラジカル抗酸

化能」です。少し専門的な内容になりますが、できるだけわかりやすくお話ししましょう。

まず、酸化還元電位（ORP）とは、物質の酸化力あるいは還元力を表す指標で、V（ボルト）で表します。そして、プラスの値が大きければ酸化力が強く、マイナスの値が大きければ還元力が強い状態となります。

一方、活性酸素の一種であるヒドロキシルラジカル（HO・）は、寿命は短いものの、活性酸素の中で最も凶悪といえます。強力な酸化力で体内のタンパク質や脂質、糖や核酸などを酸化し、特に細胞膜を形成する脂質を連鎖的に酸化させて有害な過酸化脂質に変えることによって、さまざまな病気や老化を引き起こします。

水素焼成サンゴ末には、このヒドロキシルラジカルを選んで抑制する抗酸化作用（ヒドロキシルラジカル抗酸化能）があるとされ、注目される理由もここにあります。

そこで、水素焼成サンゴ末の持つ「ヒドロキシルラジカル抗酸化能」を検証するため、神奈川歯科大バイオベンチャー「バイオラジカル研究所」において、電子スピン共鳴（ESR）法を用いて水素焼成サンゴ末のヒドロキシルラジカル抗酸化能を測定しました。

その結果、ヒドロキシルラジカル消去率が溶解後1時間で平均13・07％、24時間後でも平均10・37％と、長時間にわたって有意にヒドロキシルラジカルを消去している事実が明らかになりました。

この検証により、水素焼成サンゴ末による優れたヒドロキシルラジカルの制御能と長時間にわたる効果の持続ぶりが改めて科学的に証明されたのです。

水素焼成サンゴ末を添加しないコントロールに対する
ヒドロキシルラジカル量の変化

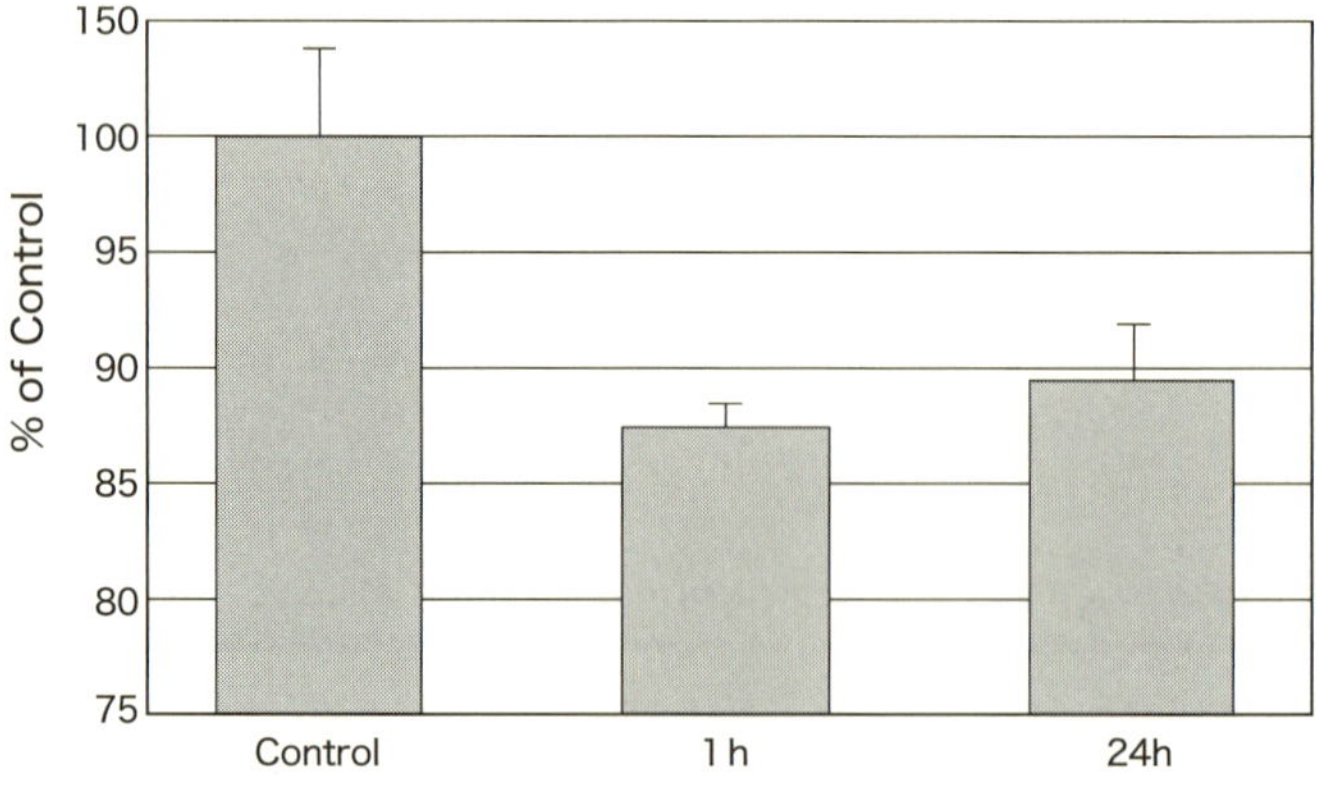

モニターによる水素焼成サンゴ末飲用の臨床評価

実験や試験によって、強力な抗酸化作用が明らかになった水素焼成サンゴ末ですが、実際に飲用してみて、どのような実感が得られるかどうかも気になるところです。

そこで、水素焼成サンゴ末の最新のエビデンスデータとして、「モニターによる水素焼成サンゴ末飲用の臨床評価」をご紹介しましょう。これは２０１３年３月に発表されたものです。

この試験の対象は31人で、そのうち男性が17人、女性が14人と男女比はほぼ同等。試験対象者の既往歴の把握と、カウンセリングによる聞き取り調査をもとにした試験前の健康状態と、試験後の一般体感の記録で比較しました。

次ページの表は、水素焼成サンゴ末を飲用し始めてから二週間以内で何らかの体感を感じた人数と、その単純有効率を表したものです。

モニターによる水素焼成サンゴ末飲用の臨床評価

	人数	単純有効率
便秘改善	9／31	29%
ダイエット効果	6／31	19.4%
排尿改善	6／31	19.4%
むくみ改善	8／31	25.8%
冷え性改善	2／31	6.5%
睡眠改善	9／31	29%
疲労改善	12／31	35.5%
寝起き改善	18／31	58.1%
育毛効果	7／31	22.5%
白髪改善	5／31	16.1%
皮膚疾患改善	3／31	9.6%
肌荒れ改善	14／31	45.2%

この表を見てみると、二週間以内での肌荒れ改善が45・2%、人数にして31人中14人と、半数近くの被験者が「肌荒れが改善した」という実感を得ていることがわかります。

また、「便秘改善」は29%で、だいたい3人に1人が改善したと実感。最も多いのが「寝起き改善」で、実に58・1%、31人中18人が体感を得ています。「疲労改善（35・5%）」や「むくみ改善（25・8%）」「ダイエット効果」と「排尿改善」がともに19・4%と高い割合となっています。

また、わずか2週間以内で「育毛効果」が22・5%にものぼったことは、特筆すべきでしょう。

また、この試験ではこれらの機能性の他に、「副作用A」として「精神、神経症状、気分高揚、頭痛、頭痛感、眠気、めまいなど」の項目を、「副作用B」として「身体症状、動悸、息切れ、口渇、発汗、性欲減退、嘔吐、下痢、食欲不振など」の安全性項目についても確認されました。

その結果、「副作用A」「副作用B」ともに、なんらかの副作用を感じた対象者はいませんでした。このことから安全性についても、副作用が生じる心配がないことがわかりました。

4

症例集

便秘・肌荒れ・不眠・白髪が改善！

水素焼成サンゴ末愛飲者の喜びの声＆医学博士による医療現場での状況

サプリメントとしては、まだまだ一般的ではない水素焼成サンゴ末ではありますが、すでに愛飲している人も少なくありません。実際に飲んでみて、その有効性を経験した人による口コミが話題となり、じわじわと広がりつつあるのが現状です。

すでに愛飲している方々が、どのような実感をもっているか、気になるところでしょう。本章では、水素焼成サンゴ末を日々の美容と健康に役立てている方々のお話をご紹介します。

さらに、水素焼成サンゴ末を皮膚科の治療に取り入れている医学博士、二木昇平先生にもお話を伺いました。

症例1 子どもたちと一緒に便秘改善。心も体も元気になって、20歳代前半に戻ったような気分です！

岡 里美さん（30代・女性・新潟県）

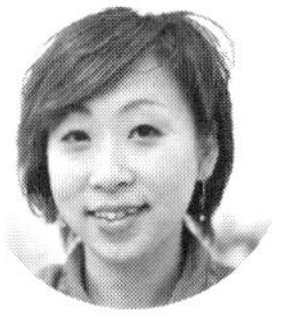

上から13歳、10歳、6歳の娘がいて、仕事と家事と子育てに追われる毎日です。私は体質的に便秘がちだったのですが、やはり遺伝なのでしょうか、娘たちもそろって便秘気味だったんです。

ただでさえ忙しい毎日ではあるのですが、疲れが抜けず、寝起きがつらくてたまらないうえ、昔からの貧血症もひどくなり、お肌の調子も悪化していきました。30代後半にもなれば、こんなものかとあきらめていたんです。

そんなとき水素焼成サンゴ末のことを知って、さっそく飲み始めてみました。2ヶ月、3ヶ月と飲み続けてきましたが、あまりの変化に驚いています。まず、寝起きのつらさがなくなり、朝から便通もスッキリ、体が軽くなりました。「これは」と思って娘たちにも飲ませたところ、やはり同じように寝起き・便通が改善したんです。実は娘達も寝起きが悪くて、毎朝、起こすのが大変だったんです。

最近は貧血症もだいぶ良くなっているようで、自分でも不思議なくらい元気です。まるで20代前半に戻ったような気分。

そういえば、生まれたときから胆石があり、コレステロール値も高かったのですが、最近の健康診断の結果では、コレステロール値が50台から40台に下がりました。お肌の調子も良くて、便秘のみならず全身の不調が改善されるのだと実感しています。

症例2

スッキリ快便！むくみもとれて、疲れにくい体質に変わったのを実感しています。

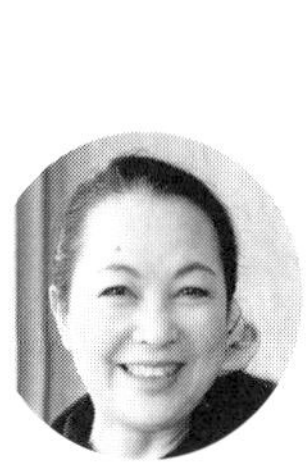

玉木 恵美子さん（70代・女性・新潟県）

もともと便秘というわけではなかったんです。水素焼成サンゴ末を飲み始めた理由も、介護職というハードな仕事による疲れをなんとかしたいと思ったからなんです。

飲み始めてみてまず気づいたのが、以前よりも便通が増えたな、ということです。便意をもよおす回数が増えて、硬くもなく軟らかくもない、いわゆる「理想的な便」がすっきりと出るようになったんです。

それまで一日一回はかならず出ていたので、便秘だとは思っていなかったのですが、「快便かどうか」といわれれば、そうではなかったのだということに気づきました。スッキリ感がまったく違うのです。

さらに、尿が多く出るようになりました。夕方には足がむくんでだるくなり、むくみがひどいときは疲れをひきずることがほとんどだったのですが、それがすっかりなくなりました。

飲み始めて1年以上になりますが、続ける理由は「朝からバリバリやれる！」というような元気が体から湧いてくるからです。

快便と快尿がこんなにも健康を左右するとは、という感じです。もう手放せない、何よりの「投資」ですね。

これからも自分に投資して、いい仕事をしていきたいと思います。

症例3

即効性に関しても、これが一番ですね。翌日から寝起きが改善、3日目から腸も良くなり、最近は髪にコシが出始めています。

向 克幸さん（男性・50代・東京都）

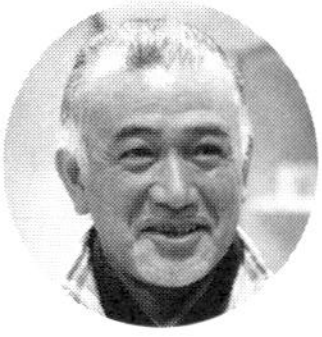

子どもの頃から腸が弱くて、ちょっとしたことですぐに下痢をしてしまうんです。体質的なことだから仕方がないと思っていたのですが、知人から水素焼成サンゴ末を勧められて、ものは試しと飲んでみました。

驚いたのは、飲み始めてわずか2～3日目でちょうどいい感じの便が出るようになったことです。理想的な便について、よくバナナにたとえられますが、固さも色も大きさも、まさしく「ちょうどいい」というほかないんです。

体感的にも腸が活性化してきたのを実感しました。

あとは、飲んで翌日から寝起きがよくなったことですね。特にお酒を飲んだ次の日は朝がつらかったのですが、水素焼成サンゴ末を飲むとそんなこともありません。

これまでいろんなサプリメントを試してきて、それぞれに有効性を体感してきたのですが、即効性に関しては、水素焼成サンゴ末が一番ですね。

サプリメントって、飲み続けているうちに「なんとなくいいような気がする」というようなものだと思っていたのですが、本当に良いものはちがうんだということを知りました。

今では周囲の人にすすめていますよ。

症例4

寝起き良し、胃もたれナシ。とにかく体調がいいんです。

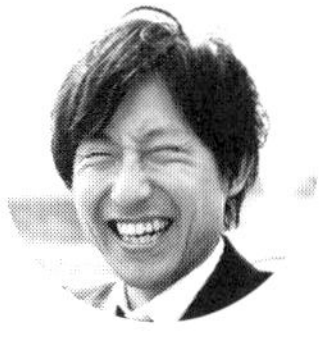

坂田尚輝さん（男性・20代・新潟県）

生まれつき肝臓に障害があり、肝臓の働きのひとつである有害物質を分解するのがうまくできないようなんです。

そのため疲れがたまりやすく、ハードワークが続くとほんとうにつらいんですね。朝、寝起きが悪かったのもそのせいだと思います。

また、ふだんから胃がもたれ気味で、食欲がわかないこともたびたびありました。

長年、そんな状態だったのですが、水素焼成サンゴ末について口コミで知って、もしかしたらと飲んでみたんです。

まずはじめに体感したのは目覚めのよさです。それも、飲んで2日目ですっきりと目覚めることができて、ほんとうにビックリしました。

「これはよさそうだ」と思って続けてみたところ、いつのまにか疲れを引きずらなくなっている自分に気づきました。

しかも、以前よりもずっと食事をおいしく食べられるようになっているんです。胃もたれがぜんぜんしなくなったんですね。

3ヶ月目には体質が変わったのを実感しました。とにかく体調がいいんです。これからも飲み続けていきたいと思います。

症例5

一週間でお肌にハリとつや！便秘も治って、ひどい肩こりやむくみも改善。疲れにくくなって、我ながら「私って元気だなぁ！」と思っています。

山田温子さん（女性・50代・静岡県）

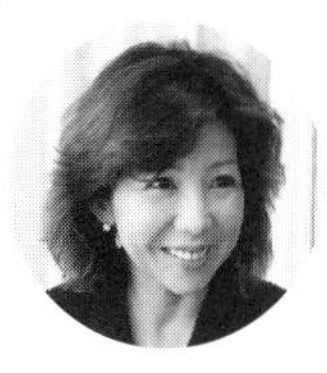

下田の海辺でペンションを経営しています。忙しい時期などは、ベッドに横になったら最後、気がついたら朝になっていた！　などということがしばしばです。もちろんそんなときはお化粧も落とさず寝てしまっているわけで……。

おまけに慢性の便秘症。お客様商売をやっていると、なかなか自分のタイミングでお手洗いに行くことができません。結果、慢性の便秘症になってしまったんです。

こんな状況がお肌にいいわけないですよね。肌の衰えは否めませんでした。さらには、翌日顔がぱんぱんになるほどのひどいむくみ、大きな鉛がどーんとのっかっているような重い肩こり症もありました。

水素焼成サンゴ末を飲むようになったきっかけは友人のすすめです。きっとそんな私を見るに見かねてのことだったのでしょうね。私も何でも試してみたくなる性格なので、すぐに飲み始めました。

どんな効果が出るのか楽しみにしていたのですが、正直、驚いてしまいました。飲んだ翌日から、2～3日に一回だった便通が、毎日あるようになったからです。それも、ものすごくすっきりと気持ちよく！

一週間ほどすると、重くてかちかちだった肩がらくになりました。まめにマッサージしてもダメだったのに、うそみたいです。そして、鏡に映る自分の顔にも驚きました。明らかにハリとつやがもどってきていたんです。

以前よりも尿の回数が増えて、慢性的なむくみもだいぶよくなってきました。それに、疲れにくくなりましたね。

今では「私って元気だなぁ」とつくづく思うようになりました。お客様をおもてなしする仕事ですから、若々しくて元気に越したことはありません。これからも飲み続けて、常にモチベーションを維持していきたいですね。

症例6

頭髪黒々、朝からテンションMAX！見た目も体も、そして気分も若返りました！

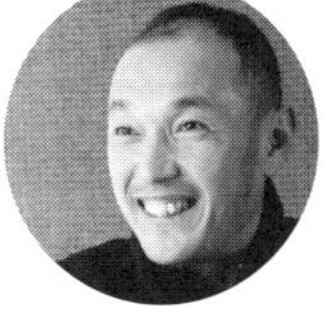

守屋英利さん（男性・50代・静岡県）

飲食店を経営しているため生活パターンがかなり変則的なんです。若い頃は少しくらい無理してもなんとかなったのですが、40代後半からはかなりきついと感じるようになりました。とにかく起きられない。あまりに睡眠不足だと体も頭も思うように動かなくなる。40代後半から、つくづく睡眠の重要性を思いました。

おまけにそのころから髪が細くなったというか、コシがなくなって薄くなってきたんです。できれば若々しくいたいじゃないですか。正直、髪のことはすごく気になりました。

そんなとき、「髪にいいらしいよ」と友人から勧められたのが水素焼成サンゴ末だったんです。それで、軽い気持ちで飲み始めました。

飲み始めて一ヶ月くらい経ってからだったと思いますが、髪を洗ったり、ふと触ったりしたときに、コシが出てきていることを感じたんです。「あれ？」という感じでしたね。

それから間もなく、いきつけの床屋に行ったら、床屋のオヤジが言うんですよ。

「あら、髪が黒々してきたんじゃない？　どうしちゃったの？」

これにはうれしくなっちゃいましたね。コシが出て黒々してきたせいか、薄毛もぜんぜん気にならない。というより、前よりも濃くなってきているんですよね。

睡眠の問題のほうはもっと早かったです。飲み始めて三日目くらいで、ぐっすり眠れて、とにかく目覚めがいい。まさに効果覿面です。朝からテンションMAXで、身も心も若返った気分です。

症例7

乾燥肌からターンオーバーの早い潤い肌へ！アルルギー体質が原因の湿疹やぜんそくにも悩まされなくなりました。

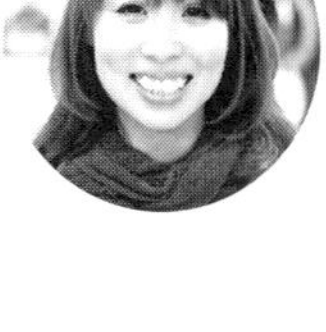

秋山幸美さん（女性・40代・新潟県）

10代の頃からアレルギー体質で、ぜんそくに悩まされてきました。咳を伴うタイプで、助骨にヒビが入るほどの発作を起こしたことも何度かあります。薬による治療をしたものの、しびれや吐き気などの副作用が……。

また、2年前から赤い乾燥性の湿疹が腕に出はじめ、日を追うごとに背中まで広がっていきました。いくつか病院を回りましたがなかなか良くならず、痒みで眠れないときもありました。

もともと乾燥肌で、特に冬になるとひどかったんです。アレルギー体質のせいもあるんでしょうね、自分で皮脂を出せない肌だったみたいです。

薬に頼りすぎることなく健康な状態に近づけたいと思っていた矢先、水素焼成サンゴ末を知人が勧めてくれました。飲んでみて、最初に体感したのは便通です。飲んだ翌日、自然な排便を迎えることができてすっきりしました。利尿作用も抜群で、むくみもとれていきました。

飲み出して2ヶ月くらいで湿疹が徐々にひいてきて、痒みがなくなりました。3ヶ月を過ぎる頃になると、がさがさの乾燥肌が改善され潤いが出てきたんです。肌のターンオーバーが早くなったような気がします。

頻繁に起きていたぜんそくの発作も、まったく出なくなったことには驚きました。アレルギー体質が原因のさまざまな不調が、水素焼成サンゴ末ひとつで改善されるとは、本当に驚きです。体が軽くなって疲れをため込むこともなくなりました。

症例8

「肌がつやつやですね」とよく言われます。体重も2キロ減りました。

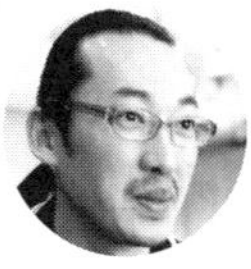

小田切寛樹さん（男性・30代・東京都）

水素焼成サンゴ末を飲むようになって10ヶ月になりますが、肌の調子がとにかくいいいんです。きれいになったというか、肌にハリとつやが出てきたんです。お客さんからも「お肌つやつやですね！」とよく言われるんですよ。

ヘア&メイクアーティストという仕事はけっこう肩がこるのですが、肩こりからくる頭痛も悩みの種でした。疲れが抜けず朝起きられなかったのですが、今はずいぶん改善されています。

新陳代謝が良くなったのでしょうか、トイレが近くなり体重もいつの間にか2キロ減っていました。とにかく体調がよくて助かっています。

症例9

むくみがなくなり、肌の調子が良くなりました。

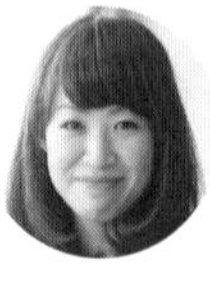

小柳智子さん（女性・20代・新潟県）

仕事でハードワークが続くと疲れがたまり、夕方になると靴がきつくて履いているのが痛くなるくらいむくんでいました。

水素焼成サンゴ末を飲むようになってからは、1週間くらいでむくみが軽減されて、疲労感をため込むようなことが、かなり少なくなりました。

生活が不規則なので、よく肌荒れを起こしていたのですが、今はお肌の調子もとても良くなりました。これからもしっかり飲み続けていきたいです。

症例10

全身のむくみがとれて、体重が減りました。「最近、やせた？」って言われると、やっぱり嬉しくなりますね。

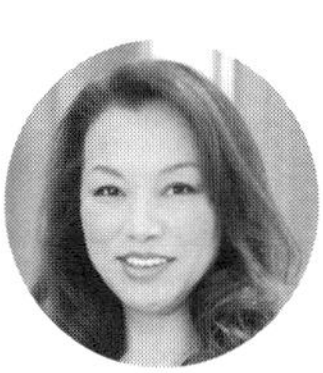

松本万里子さん（女性・50代・東京都）

水素焼成サンゴ末を飲み出して4ヶ月になります。そろそろ白髪が気になってきたところで、髪に良いと紹介されたのがきっかけでした。

最初に実感したのは、むくみが改善されたということです。もともと排尿を我慢するくせがあるうえ、立ち仕事のため、以前から朝晩関係なく、全身にむくみが出ていたんです。水素焼成サンゴ末には利尿作用があるようで、最近ではおトイレが我慢できなくて、ちゃんといくようになったんです（笑）。

そんなふうにして自然とむくみがなくなって、気がついたら体重が3キロ減っていました。「やせた？」って言われると、やっぱり嬉しいですよね。朝もすっきり起きられるようになりました。

もうひとつ大きな変化は、お酒を飲めるようになったことです。私はお酒がダメで、乾杯でビールを二口ほど飲むだけで、目・口・鼻・耳などすべての粘膜がバクバク脈打つような感じになってしまいます。ひどいときには動悸もしてしまうほど。ところが、水素焼成サンゴ末を飲み続けているうちに、そんな症状がいっさい出なくなったのです。最近は一人でバーに飲みに行く楽しみもできました。

白髪対策で飲み始めましたが、いろいろ体にいいことがあって嬉しいです。髪の変化はまだ実感できませんが、気長に続けていきたいと思います。

症例11

頭のてっぺんから力強い太い毛が生えてきました。目覚めもよくて5時間くらいしか眠らなくてもスッキリ頭がさえます。

植村 武さん（男性・50代・東京都）

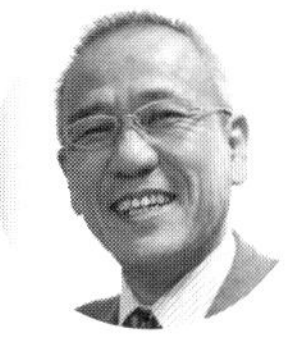

もともと水素焼成サンゴ末が体に良いということは聞いていました。健康維持のために、今までいろんなサプリを試してきたのですが、実際に飲んでみると水素焼成サンゴ末の体感に勝るものはないといってもいいでしょうね。

飲んで一週間ぐらいだったと思いますが、いきなり目覚めが良くなりました。しかも、5時間くらいしか眠っていなくても、すっきりと頭がさえてパワー全開になるんです。

そして、3ヶ月後には、今まで肌色だった頭のてっぺんから、力強い太い毛が生えてきました。これにはもう嬉しくなりましたね。会う人みんなに、「どう?生えてきたでしょ?」と聞いてしまったほど(笑)。

体調も良くなって、心身ともに若返った気分です。

症例12

粉が吹くほどの乾燥肌からつるんと潤い肌へ！便通も良くなり飲んでいるだけで6ヶ月で5キロも痩せました。

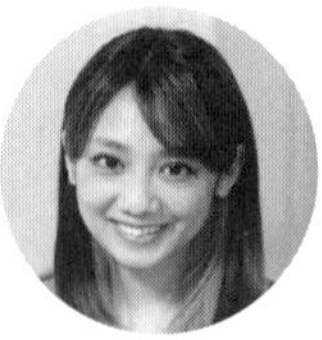

深野麻衣さん(女性・20代・ハワイ)

久しぶりに会った友だちから「はちきれそうだね~」と言われてしまいました。自分でも最近太ったなぁと自覚していたのですが、やっぱり人から言われるとショックですよね。

ダイエットしようと決心したものの、なかなか実行できずにいる私に友だちが勧めてくれたのが水素焼成サンゴ末でした。

まず始めに便通が良くなりました。便秘気味だったのに、すっきりと出るようになったんです。それと同時に体調も良くなっていきました。お酒を飲んでも水素焼成サンゴ末を飲んでいると二日酔いすることもありません。

飲み始めて6ヶ月になった時点で、なんとマイナス5キロに！　水素焼成サンゴ末を飲んでいるだけで、ほんとうに他には何もしていないんですよ。

また、嬉しいことにお肌がつるんとして潤いが出てきました。もともと、粉が吹き出るほどのひどい乾燥肌で困っていたんです。それが、気がつけばしっとり。肌の色も少しずつ白くなってきています。

飲み忘れてしばらくすると便通が悪くなるので、やっぱり水素焼成サンゴ末が効いていたんだな、と実感します。これからも飲み忘れないように続けていこうと思います。

症例13

化膿する大きなニキビに悩んでいたのが嘘のよう。炎症が落ち着いて肌の調子がどんどん良くなってきました。

星 希望さん（女性・20代・茨城県）

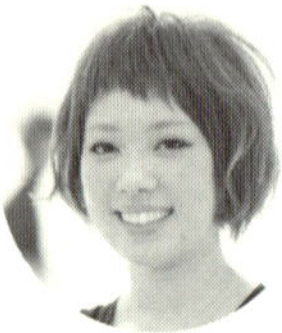

20代になってもニキビで悩んでいました。大きなニキビがたくさんできて、化膿してしまうのです。お医者さんにも通って、いろいろな治療薬を試したのですが、なかなか良くなりませんでした。薬は副作用もあるのが心配でしたね。

そんなとき水素焼成サンゴ末と出会って、半信半疑ながらも飲み始めてみたんです。現在、ちょうど1年になりますが、炎症が落ち着いてお肌の調子がどんどん良くなっています。いまではメイクも楽しめるようになりました。

ほかにも、むくみがなくなったり、寝覚めが良くなったり、おしっこの回数が増えたりと、いろんな変化を実感しています。

実は、70代後半になる祖母にも、水素焼成サンゴ末を送って飲んでもらっています。祖母はリウマチなのですが、最近は腫れがひいてきていると言っています。

これからも祖母と一緒に飲み続けていこうと思います。

症例14

糖尿病が改善の兆し。体の調子も良くなって、周囲から「元気になったね」と言われています。

川島 順さん（男性・50代・新潟県）

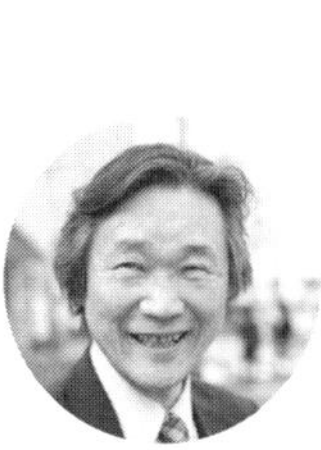

健康診断で糖尿病を宣告され、正直、ショックを受けました。そんな矢先、水素焼

成サンゴ末を飲んで糖尿が良くなったという人がいるのを聞いたのです。私もさっそく飲み始めました。

朝・昼・夜と1日3回飲んでいますが、まだ数値はわからないものの、明らかに以前よりも体調が良くなっています。1週間目で実感できるのも、すごいなと思いました。利尿効果があるようで、以前よりもトイレに行く回数が増えました。これは糖尿も改善するのではないかと期待しています。

周囲からは「肌つやが良くなったね」「元気になったね」と言われるようになりました。

それまでは年には勝てないと思っていたのに、疲れにくくなって体が楽になったのを実感しています。自分でも若返ったかな? なんて思っています。

症例15

2週間出ないほどの重度の便秘がすっかり改善。乾燥肌も改善されて、お化粧なおしがいらなくなりました。

浅野千恵子さん（女性・20代・東京都）

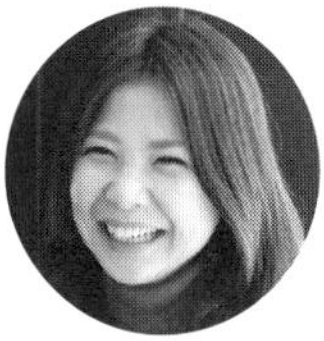

10代の頃からひどい便秘症で2週間出ないことなど、ざらにありました。お腹が重たくてつらいので、仕方なく便秘薬を飲んで無理に出す、そんな腸だったのです。でも、水素焼成サンゴ末を飲み出して3ヶ月、重症の便秘がすっかり改善されました。一日一回は必ず快便できるなんて私の人生で初めてのことです（笑）。

他にもいろいろ良いことがあります。外回りの営業職なので、仕事が終わるとグッタリしていたのですが、今では疲れが残らなくなりました。

また、あるときから突然、肌がかさかさに乾燥して荒れはじめ、化粧のノリが悪くなってしまったのですが、水素焼成サンゴ末を飲むようになってからは乾燥肌も改善しました。化粧なおしが必要ないくらいに化粧持ちが良くなったんです。

あと、食事制限や運動など何もしていないのに2キロ痩せました！　朝起きるのも楽になったりと、ほんとうに良いことばかりです。これからも美容と健康のために続けていきたいと思います。

症例16

サプリマニアの私が驚きました。こんなに即効性のあるのは初めてです。元気になったし、肌のつやがとてもいいです。

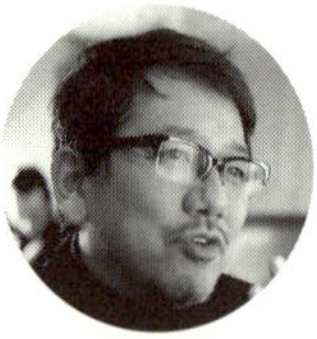

染谷 太さん（男性・40代・東京都）

仕事が忙しすぎて1日3時間ほどしか寝ていない日常が当たり前になっていまし

た。しかも、眠りたいのに眠れないんです。体は疲れているのに眠れないというのは本当につらいんですね。医者に行ったら、交感神経のバランスが狂っているから、すぐに仕事をやめて休みなさいと言われました。そうもいかないので、精神安定剤などを試してみたのですが、まったく改善されません。

そんな矢先に水素焼成サンゴ末と出会いました。仕事を終えてから飲むと、とにかく眠くてたまらなくなる。久しぶりに安眠でき、しかも翌朝すっきりと気持ちよく目覚めたのには驚きました。

実は、私は一種のサプリマニアでして(笑)、これまでいろんなサプリメントを試してきたんです。はっきりいって、水素焼成サンゴ末ほど即効性があったものは、ほかにありません。安眠できることによって、みるみる元気が戻ってきました。

飲み始めて10ヶ月になりますが、とにかく体が元気になったのを実感しています。あとは、最近、肌のつやがとても良くなりました。自分で言うのも何ですが、つるんつるんなんですよ。女性にすすめたら、絶対喜ばれますね。

症例17

1ヶ月で2キロ、体脂肪も10％減！血圧もだいぶ下がって、朝の目覚めも爽やかになりました。

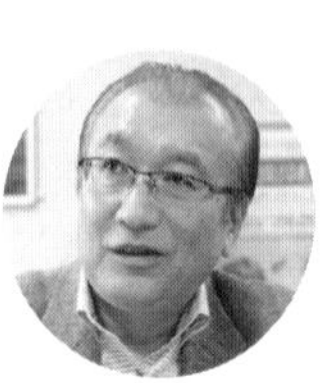

中山昌樹さん（男性・50代・東京都）

仕事が終わって一杯やるのが毎日の日課。生ビールに始まって焼酎の水割りにお湯割りといった調子です。そのくせこれといった運動もしていなかったので、体重は知らぬ間に80キロの大台に、血圧は170と高い数値になっていました。控えないといけないと思いつつ、なかなか実行できなかったんです。

気になっていたところに、腸内の活性酸素を除去してくれるという水素焼成サンゴ末を知りました。さっそく飲み出したところ、2～3日で朝の目覚めの良さを体感しましたね。それまでは頭がどーんと重くてなかなか起きられなかったのですが、爽やかに1日をスタートできるんです。

それから1ヶ月くらい経ったころ体重計に乗ってみると、何もしていなかったのに2キロ減っていたんですよ。血圧も140まで下がりました。まだ一般的には高いほうかもしれませんが、私にしてみればかなり調子はいいです。

今では体重がさらに2キロ減って、飲み出してから合計4キロ減です。しかも体脂肪率も10％減りました。

体が軽くなると気持ちがいいですね。気持ちまで若返ってきました。

症例18

大病を経験したからこそわかる「みごとな便通」のうれしさ。水素焼成サンゴ末のおかげです。

長谷川正弘さん（男性・50代・神奈川県）

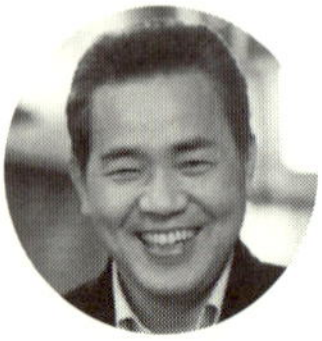

ちょうど4年前のことです。激しい腹痛を感じてトイレに駆け込み、1時間ほど出られないほどの苦しみを味わいました。それ以来、毎日のように痛みが続くので、病院で検査を受けたところ腸に炎症が見つかって即入院。4回の手術を受けました。

仕事も辞めざるを得なくなり、一時は死をも覚悟したほどですが、命があるだけでもありがたいと考え、体をいたわりながら過ごしてきました。痛みはもうなくなっていたのですが、どうしても便の調子が思わしくなかったんです。

ところが、水素焼成サンゴ末を飲んでみると、わずか2日後から変わりました。

大きさ、形、色まで、まさに理想的な便が出たのです。便を見て嬉しくなるなんて変かもしれませんが、これも大病を経験したからこそですね。
気持ちも楽になって、元気が出てきました。

症例19

仕事柄スキンケアには気を遣っています。水素焼成サンゴ末を飲んで一年、友人から「つやつやだね」と言われるようになりました。

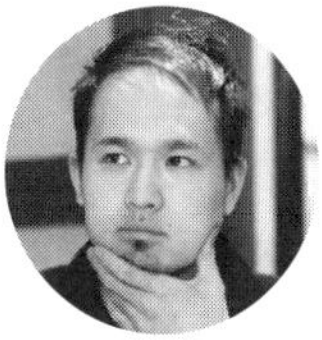

末永昌宏さん（男性・20代・茨城県）

今までサプリメントを飲もうと思ったことはありませんし、同級生など周囲の人も飲んでいませんでした。

仕事を通じて水素焼成サンゴ末と出会ったのですが、騙されたと思って飲んでみたんです。すると、睡眠不足で疲れているはずの体が、朝から動くんです。けっこう短時間しか寝ていなくても元気でいられます。

今では飲み始めてから一年になります。

美容師という仕事柄スキンケアには気を遣ってきたのですが、肌のつやがとても良くなったことを実感しています。

友人からも「つやつやだね」と言われるようになりましたね。

症例20

乾燥肌からうるおい肌へ。お肌も体調も「いい感じ」です！

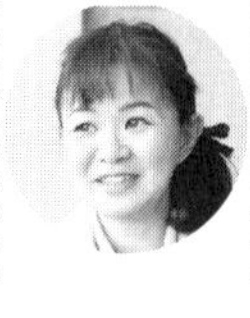

野口園子さん（女性・40代・新潟県）

水素焼成サンゴ末を飲み始めたのは、寝起きが悪い、体が重い、疲れが残っている……という体調の悪さをなんとかしたかったからなんです。

飲み始めて2日目くらいからでしょうか、睡眠不足にもかかわらず、翌朝すっきりと起きられるようになりました。おまけに前日の疲れもとれていて、体調もいいんです。

次に変化を感じたのは1週間後。肌につやが出てきたんですね。

毎年冬は乾燥してカサカサになってしまうのですが、潤いもでてきました。体調もお肌も、とてもいい感じです。

症例21

半年で肌荒れ改善、何もしないのに5年で5キロ減！同窓会で「やせてきれいになったね」とみんなが言ってくれました。

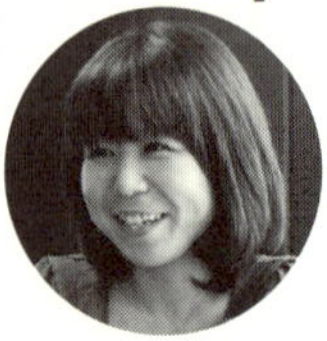

矢野智恵美さん（女性・20代・東京都）

水素焼成サンゴ末を飲み出して、もう5年になるんです。こんなに長く続けられた理由のひとつは、ダイエット効果があったこと。ご飯を食べる前に飲むことを習慣づけているのですが、たったそれだけで5キロ体重が減りました。

あともうひとつの理由は、なんといってもお肌の調子が良いことです。もともと乾燥肌でニキビもたくさんあって、悩みの種だったんです。それが私の場合は飲み出して半年くらいから明らかに肌の質が変わってきました。

たくさんあったニキビがだんだん減ってきて、それにつれて潤いがでてきたんです。ツルツルお肌になることが夢だったので、思わず「やったあ！」という気持でしたね。

考えてみれば、なかなか痩せられなかったのも、乾燥肌なのにニキビがたくさんあったことも、便秘症と関係があったのでしょうね。学生時代は陸上部に所属して毎日運動をしていたので、体調もよかったし便秘にはまったく縁がなかったんです。それが社会人になって、立ち仕事にストレスが重なって便秘症になってしまいました。

便秘症のほうは、水素焼成サンゴ末を飲み出してから1週間で脱却できました。先日、同窓会があったのですが、「やせたね～」「きれいになったね～」とみんなが言ってくれて、やっと私、女の子になれた(笑)という気がしてうれしかったです。

症例22

飲み始めて一年、便秘が解消され目覚めもよく、疲れない体質に。父にもすすめたところ、気に入ってもらえたみたいです。

鈴木愛美さん（女性・20代・茨城県）

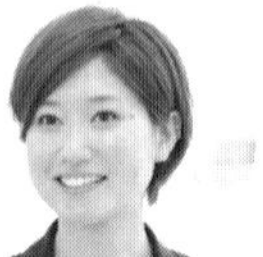

子どもの頃から神経質で、学校など公衆トイレでは大きい方をすることができませんでした。周囲に人がいると、落ち着いてできなかったんです。その結果、3～4日しなくても大丈夫、みたいな癖がついてしまいました。

でも、どう考えても便秘がいいわけないんですよね。健康にも美容にも悪いことばかり。美容師という仕事はハードなうえ、見た目にも気を遣いますから、これはなんとかしなくてはと思うようになりました。

水素焼成サンゴ末を飲み始めて最初に実感したのは、寝起きのスッキリ感です。

眠りはむしろ深いと感じていたのですが、朝起きたときにドーンと体が重く、疲れがまったくとれていませんでした。それが水素焼成サンゴ末を飲んで2日目に、今までなかったほどよい安眠と爽快な寝覚めを迎えられたんです。その後、2週間くらいで、お腹の調子が良くなり始めました。

飲み始めてから一年になりますが、今では毎日、心地よい便通があります。それに、疲れにくい体質に変わりましたね。

「これはいい」と実感したので、仕事で忙しいうえ、アレルギー性鼻炎のある父にプレゼントしたんです。父は何度かサプリメントを飲んだりしていたようですが、いつも続かなかったんですね。ところが先日、「また送ってほしい」とめずらしくリピートがあったんです。父も気に入ったみたいですね。

症例23

痒みのある乾燥肌からつや肌へ。便秘も解消、寝覚めも抜群、ヘルペスが治まるなどいいことずくめ。最近は白髪が減って若返ったと言われます。

和田 毅さん（男性・50代・神奈川県）

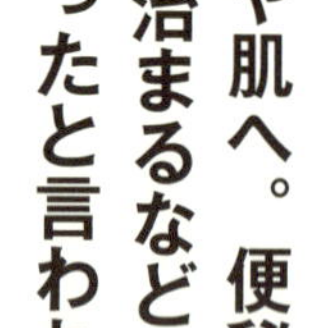

知人にすすめられて水素焼成サンゴ末を飲むようになってから2年になります。飲み続けているうち、驚くようなことがけっこうありましたね。

まず飲んで3日目に目覚めの良さを即効で感じました。妻にも愛想を尽かされるほど寝起きが悪かったのが、すーっと起きられたんですよ。

昔から便秘症で数日間出ないことが普通だったんですが、水素焼成サンゴ末を飲むうちに徐々に便通が良くなっていきました。1年くらいで、自分でもビックリするような「理想的な便」が毎日きっちり出るようになりましたよ。

あとは肌ですね。痒みを伴う乾燥肌で、妻に掻いてもらうほど困っていたんですが、水素焼成サンゴ末を飲み始めて半年くらいから、乾燥肌どころかつやが出てきたんです。

しかも、ストレスや疲れなどが原因で年に2～3回できていた口の周りのヘルペスが出なくなったんですよ。

最近は白髪がなくなりはじめたのを実感しています。肌もつやつやだし、髪も黒くなってきたので、「若返ったね」なんてよく言われていますよ。

体にいいことずくめで、しかも見た目も若くなるなんて、やっぱり嬉しいですね。

医療現場からの報告

副作用のない水素焼成サンゴ末を併用することで、より安心できる皮膚科治療を行うことができます

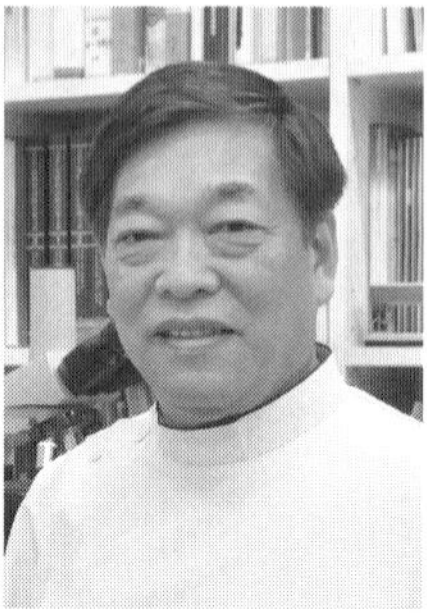

二木昇平先生（二木皮膚科院長）

医学博士・皮膚科専門医。1977年東京慈恵医大大学院医学研究所（皮膚科学科）終了。79年東京都久留米市にて二木皮膚科を開業。虎ノ門診療所副院長も兼任。日本皮膚科学会会員（皮膚科専門医認定）。日本東洋医学会会員（専門医認定）、日本泌尿器科学会会員他。

水素焼成サンゴ末を併用することで、副作用のある薬をできるだけ減らすことが可能に。より安心で安全な治療ができるのが大きな魅力です

私のもとに来る患者さんの中には、かなり重症な皮膚病の人もいます。後で紹介

するダリエ病などはその代表的な例ですね。アトピー性皮膚炎なども、患者さんによってはかなり重症化しているケースがあります。

このような重症な皮膚疾患を早く治療し完治させるためには、強い薬を使用するのが効果的です。しかし、効果がすぐに出る強い薬というのは、その分、副作用も強いということです。ステロイド剤などはその代表ですね。

強い薬を用いることによって皮膚疾患は軽くなっても、副作用で他の疾患にかかるなど健康を害してしまうようでは、何のための治療なのかわかりません。どの程度の薬をどこまで使うかというのは、医者としても、非常に難しいところ、悩みどころなのです。

水素焼成サンゴ末を治療薬と併用するようになったのは、まさにこの点にあります。

まず、水素焼成サンゴ末は副作用の心配がない、安心で安全なものです。しかも、取り入れることによって、かなりの確率で疾患の改善が認められるのです。もちろんこれは水素焼成サンゴ末の持つ「活性酸素を無毒化する」といった働きと密接な関係があるためです。

エビデンスデータを見ても、水素焼成サンゴ末には皮膚疾患や肌荒れ、白髪や抜け毛などを改善する可能性が非常に高いことがわかります。

実際に使い始めてみたところ、かなりの難病でも、従来よりも弱い薬、より少ない量の薬での治療が可能となりました。副作用の心配がなくなった上に、以前よりも症状も改善されたということで、患者さんからもたいへん喜ばれています。

ダリエ病の症状が半年で改善し始めました。現在も薬と併用で治療を続けています

ダリエ病は難病とされる皮膚病です。発症には遺伝的な関係があるとされていますが、まだ解明されていない部分も非常に多い病気です。わからないことが多いとなると、治療法もいっそう難しくなります。

症状の特徴としては、顔面・胸部・背部などが角化し、やがては全体に広がっていってしまいます。激しい痒みを伴う場合がほとんどで、かきむしることによってさらに角化症が進行、皮膚の色は褐色になり、二次感染を起こすこともめずらしくありません。

この患者さんは全身に症状が広がっており、痒みで満足に眠ることもできないほど重症化していました。治療法としては、6種類の薬と水素焼成サンゴ末を一日2回2カプセル服用してもらいました。

治療当初は、とにかくひどい症状を落ち着かせるために、強めのステロイド剤を使いましたが、徐々に弱い薬に移行していくことができました。水素焼成サンゴ末を併用していたためでしょう。

約半年後、まだまだ症状は残っているものの、来院したときに比べるとかなり改善しました。痒みもだいぶなくなったようで、久しぶりにグッスリ眠ることができたとおっしゃっていました。また、頭皮もかなり角化していたのですが、こちらも改善しています。毛髪も生えてきているようですね。

ダリエ病のような難病となると医師としてもお手上げになるケースがあるのですが、水素焼成サンゴ末の併用で有効かつ安心な治療ができました。完治は難しいにしても、今後も治療を続けていくことによって、さらに弱い薬で対応することができるようになると考えられます。

ダリエ症 腹部

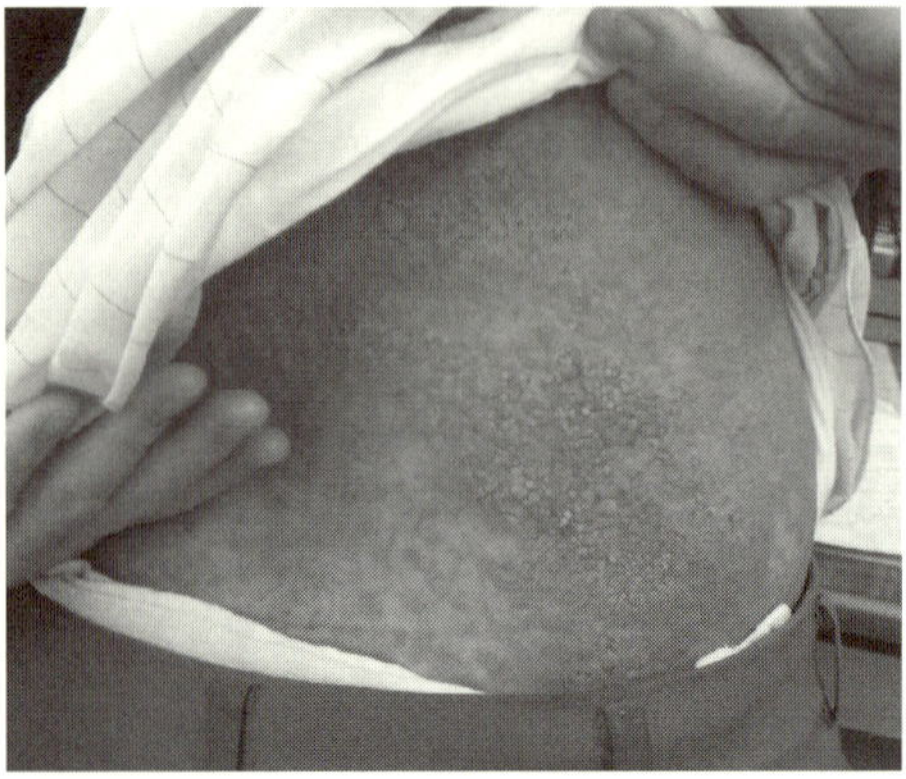

2011年12月25日

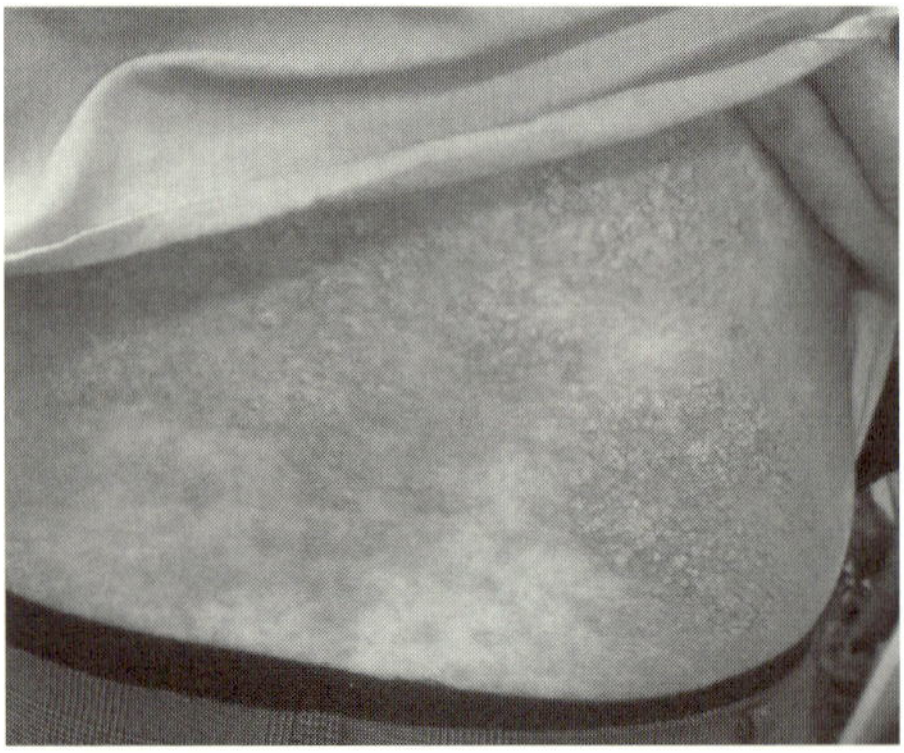

2012年5月8日

完治が難しいアトピー性皮膚炎も、水素焼成サンゴ末を併用することでステロイド剤を減らしていくことができます

なんらかのアレルギーが原因で発症するアトピー性皮膚炎も完治が難しい現代病です。アレルゲンは卵や蕎麦、大豆などの食品から、ハウスダスト、ダニなど多岐にわたりますが、それと共に現代人が置かれている生活環境も大きな要因であると私は考えています。食品に含まれる添加物などもそうですし、大気汚染、紫外線、ストレスなど避けようにも避けられないような要因が重なり合い、治療を困難にしています。残念ながらアトピー性皮膚炎は上手につきあっていくほかないといったところですが、だからといって悲観することはありません。

この患者さんは典型的なアトピー性皮膚炎の症状があり、ステロイド剤や保湿効果のある塗り薬を中心とする治療が必要でした。ステロイド剤を使い始めると、徐々に強い薬でなければ効かなくなってくることがありますが、水素焼成サンゴ末を併

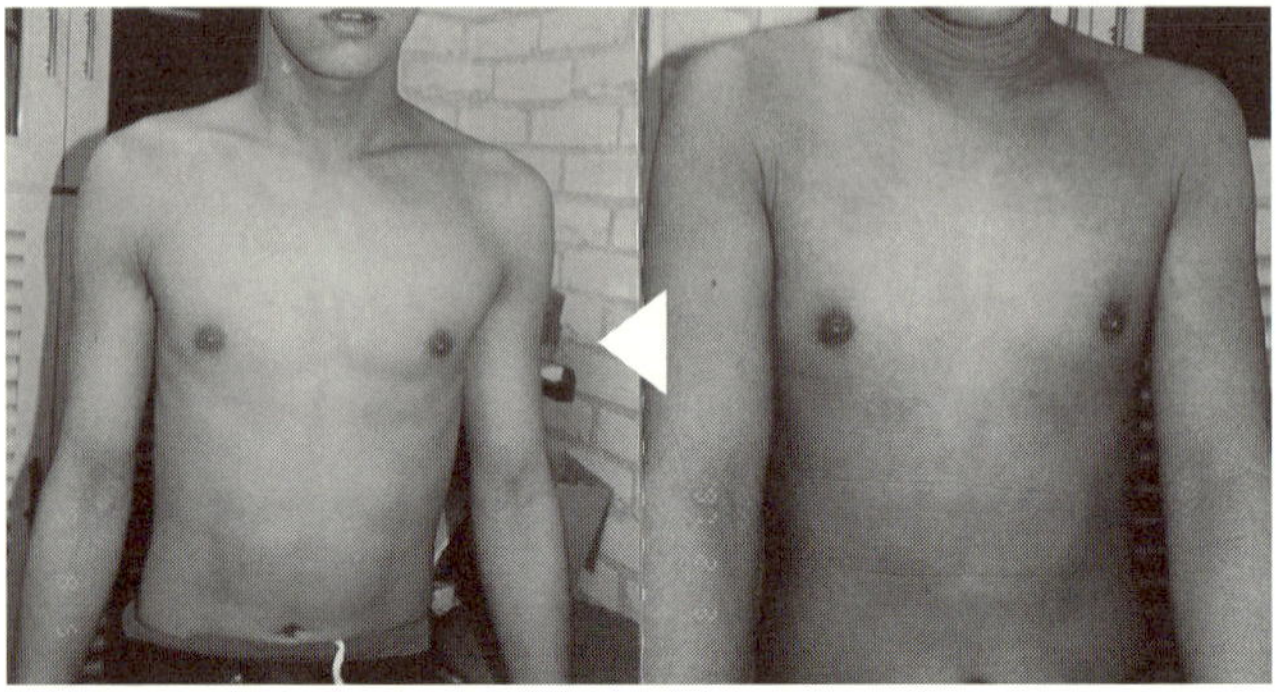

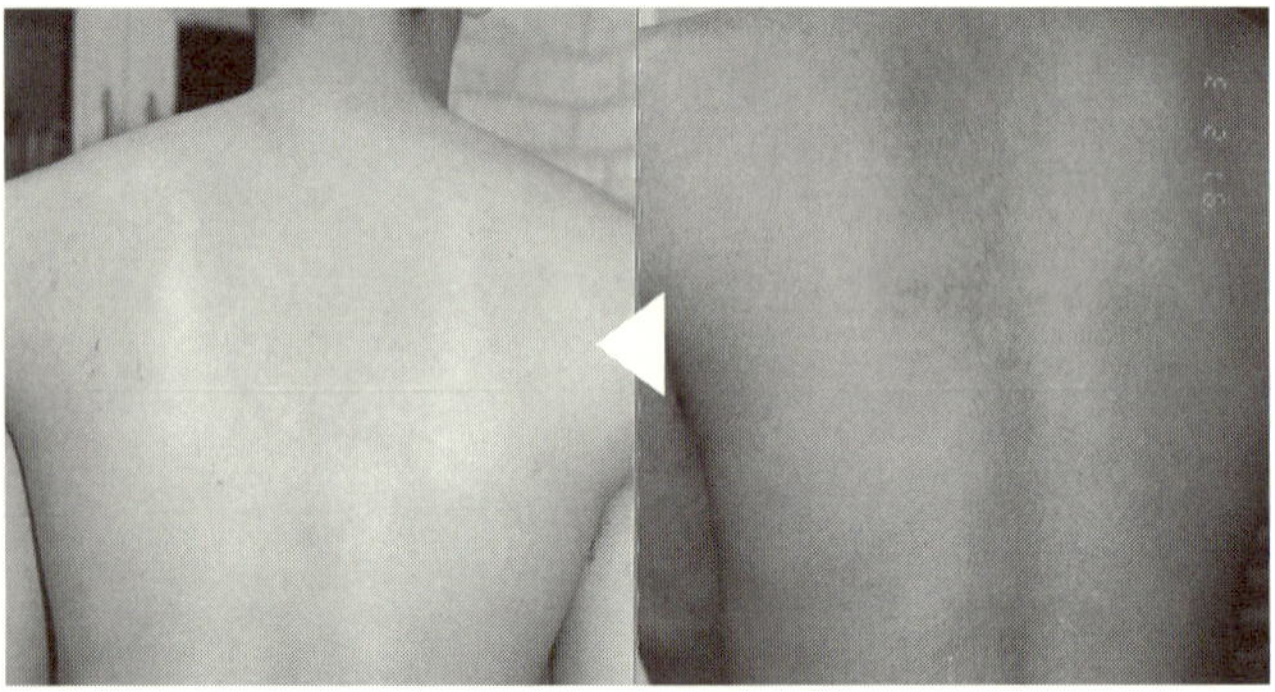

用することによって、そうしたことはほとんどありません。ステロイド剤を完全にやめることができなかったとしても、かなり弱いもので対応が可能となります。体調や季節によっては水素焼成サンゴ末と保湿剤だけでも良好な状態を維持できることもあります。

アトピー性皮膚炎はストレスとも密接な関係がありますが、それはストレスによって活性酸素が発生しやすくなるためでしょう。水素焼成サンゴ末を用いることで改善が見られるのは、活性酸素を除去し、腸管をよりよい状態に持って行くことができたためとも考えられます。

髪の老化現象も活性酸素が原因となっているだけに、毛髪の悩みにも確かな期待ができます

水素焼成サンゴ末を使うようになって気づいたのは、患者さんの患部のみならず

毛髪の悩みが改善される例がたいへん多く見られる点です。

もともと髪の老化も活性酸素が原因です。毛根部分にある「毛母細胞」が活性酸素の影響を受けると毛根周辺の皮脂が過酸化脂質になってしまい、これが薄毛の原因となります。また、色素細胞でメラニンの合成が抑制されてしまうことによって白髪になっていってしまうのです。年を取れば誰でも薄毛や白髪になるのは仕方がないと考えられてきましたが、これらも活性酸素が原因であることがわかった以上、それを取り除くことができれば、おのずと改善できるわけです。

水素焼成サンゴ末は活性酸素の中でも悪質なものを無毒化する働きをします。老化のひとつである薄毛・白髪の原因となる活性酸素を水素焼成サンゴ末が減らしていった結果、「薄毛が改善して黒い毛が生えてきた」「白髪が黒くなった」という人が続出していると考えられます。ちなみに、私も髪は染めていませんが、７０歳を過ぎた今でもけっこう黒々しています。やはり水素焼成サンゴ末を飲んでいるせいかもしれませんね。

発毛（頭部）モニター

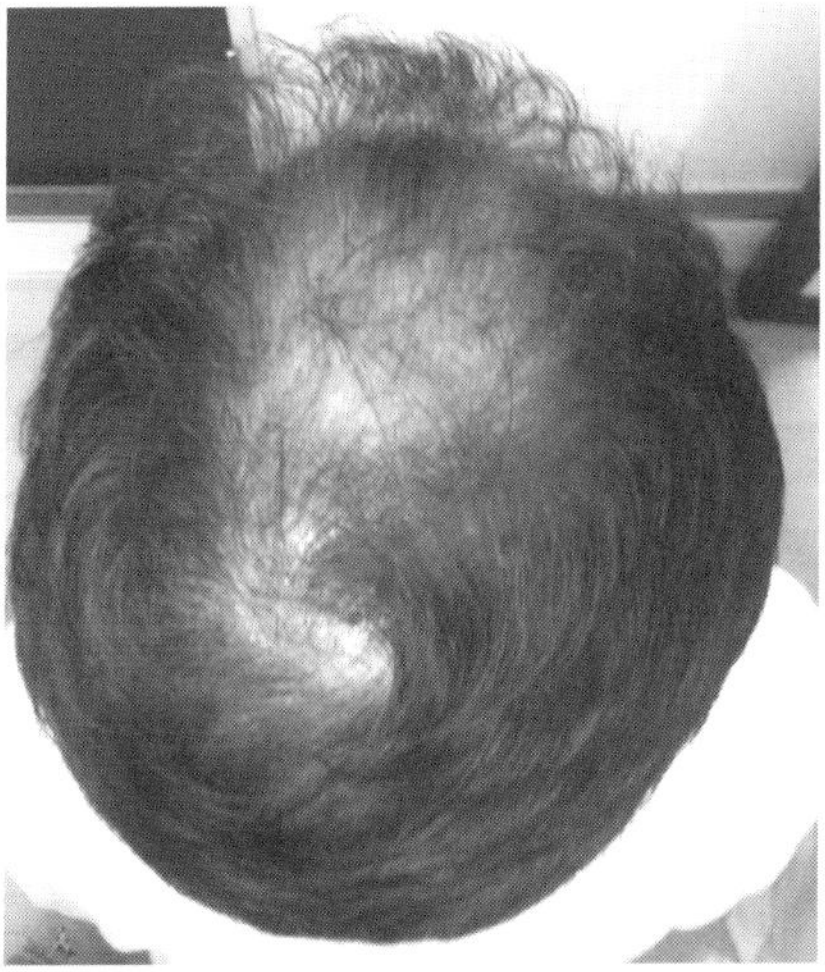

2011年9月15日

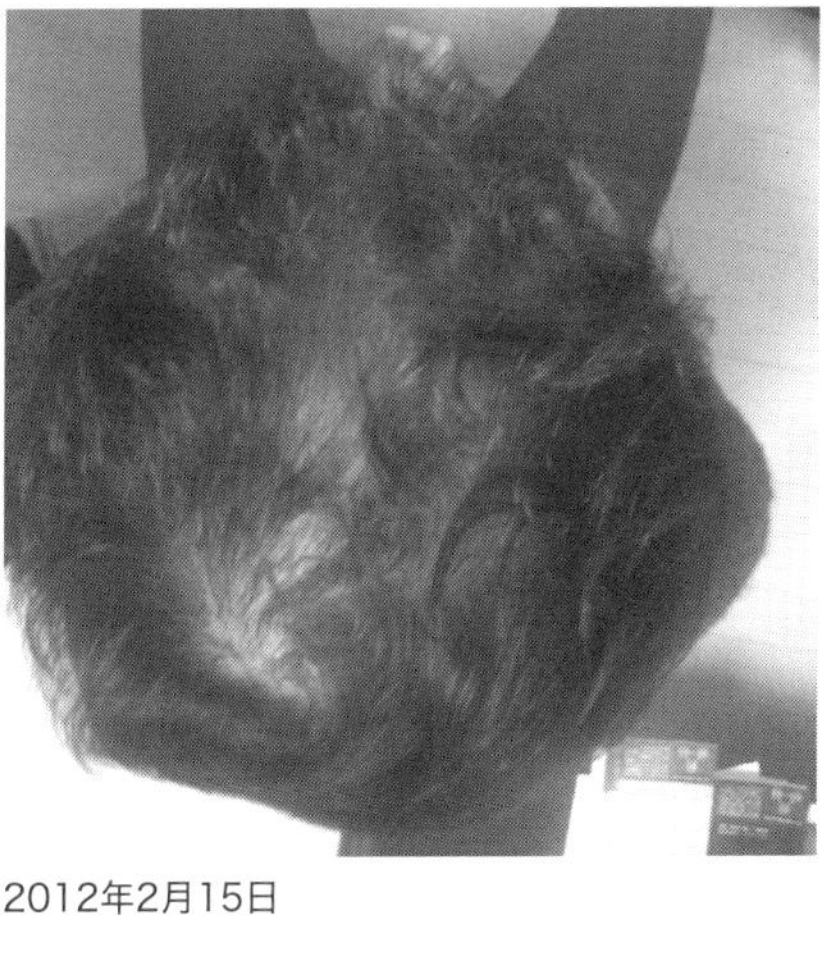

2012年2月15日

単なる肌荒れや不調から深刻な症状まで、それぞれの症状やレベルに応じて使用できるのも水素焼成サンゴ末の利点です

ここではかなり深刻な皮膚疾患のケースをご紹介しましたが、多くの方々は病院に行くほどではないけれど調子が悪くて困る……というレベルの肌荒れでお困りだと思います。最近はいわゆる「主婦湿疹」でお悩みの方も増えていますね。薬を使うほどではない程度のお肌の悩みでしたら、水素焼成サンゴ末を利用するのは賢い選択ですね。外側からのスキンケアも大事ではありますが、なんといっても内側からしっかり改善していくことが健康なお肌を取り戻し、維持していくためには重要です。

注意していただきたいのは、水素焼成サンゴ末をとっているからといって、明らかに悪い生活習慣をそのまま続けるのはいけません。やはり基本は食事・運動・睡眠です。忙しい現代人にとって規則正しい生活をすることそのものが困難な場合も

あるのはわかりますが、できる範囲で健康的な生活を維持していくことを忘れないでください。そうでないとせっかくの水素焼成サンゴ末の効能も半減してしまいます。

5

水素焼成サンゴ末がよくわかるQ＆A

Q1 水素焼成サンゴ末に含まれている活性水素とは何ですか。水素とはどうちがうのですか？

活性水素とは読んで字のごとく「活性」している「水素」です。あらゆる元素の中で最も軽くて小さく、宇宙の元素の4分の3にもなる水素。最近注目されているのは、水素分子（水素ガス）というもので、主に「水素水」と呼ばれる飲料水に含まれています。

しかし、水素は最も軽くて小さいという特徴から、大気に触れるとあっという間に揮発してしまうのです。水素水をコップに注いだ瞬間、含まれる水素ガスのほとんどが抜けてしまうというわけですね。これでは単なる水と大差ありません。

そこで開発されたのが水素焼成サンゴ末です。サンゴを原料とした水素焼成サンゴ末は、簡単にいえば、サンゴパウダーの中に特殊な製法によって水素を閉じ込めてあるのです。

ご存じのように私たちの体の7～8割が水分です。水素がぎっしり詰まった水素焼成サンゴ末を服用するということは、体内の水分と接触し、水素焼成サンゴ末がある限り活性水素を放出するのです。

水素焼成サンゴ末は持続性があるというのも大きな特徴です。リアルタイムに発生する、体にとって有害な活性酸素のヒドロキシルラジカルやスーパーオキサイドラジカルを持続的に還元し、強力な抗酸化作用を発揮します。

Q2 水素焼成サンゴ末の原料は何ですか？

原料は美しい南の海に繁殖する白サンゴです。白サンゴはサンゴの中でも小さな孔が無数に空いている「多孔質」といわれる構造を持っており、そのために吸着力が非常に強いのです。この多孔質の中に特殊製法によって水素をたっぷりと含ませ、最先端のナノテクノロジーによって水に溶けやすいパウダー状に加工しました。

Q3 飲んでも大丈夫な素材ですか？副作用はありませんか？

まったく問題ありません。これまで専門科による臨床試験が何度も行われていますが、副作用の報告はありません。ゼオライトや小麦粉などは使用せず、サンゴパウダー100％にこだわっています。安全性に関する試験も実施しており、重金属やヒ素は検出されず、大腸菌群なども陰性、アレルギー表示もなしという結果が出ています。そればかりか、水素焼成サンゴ末には生体組織に近いミネラルがバランス良く豊富に含有されているのです。非常に体にやさしいということが言えます。

ただし、一度に大量に摂取するなど、明らかに無理な取り入れ方をすると、一時的に便が緩くなるなどといった症状が出ることがあります。もっとも、これはどのような食べ物や飲み物についても言えることで、水素焼成サンゴ末の副作用とは言いがたいものです。専門家も認めているように、安心・安全な素材としてご利用いただけます。

Q4

なぜ医療業界や美容業界から注目されているのですか？

まず、なんといっても強力な抗酸化作用があるということによって、主に医療現場や美容業界から注目を集めています。

多くの病気や、シミ・シワといった皮膚の衰えに白髪などあらゆる老化の原因となっているのがヒドロキシルラジカルやスーパーオキサイドラジカルといった有害な活性酸素です。「ラジカル」とは「過激な」という意味で、このような言葉がついていることからも、いかに体に悪いかがおわかりいただけるでしょう。

この有害な活性酸素の影響を抑制するためには抗酸化物質（抗酸化栄養素）が有効です。抗酸化作用のあるものとしては、ビタミンCやE、コエンザイムQ10などが知られています。しかし、こうした抗酸化物質は質量が大きいわりには帯びている電子（$^{-}$e）をひとつしか持ちません。そのため、活性酸素を還元できる能力に限界があります。

それに対して水素は宇宙で最小の元素でありながら、電子をひとつ持っています。

そのため水素の抗酸化力は、コエンザイムQ10の863倍、ビタミンCの176倍にもなるのです。そのうえ水素焼成サンゴ末に含まれる水素は「活性水素」というもので、電子を二つ帯びています。それを考慮すれば、その抗酸化力はさらに大きくなると考えられます。

また、水素は宇宙最小の元素(1ナノ)であるがゆえに、細胞膜を簡単に通過し、細胞内の活性酸素を還元(無毒化)します。つまり、細胞レベルでの抗酸化が可能なのです。

特筆すべきは、他の抗酸化物質では還元できない最強の活性酸素であるヒドロキシルラジカルを還元できるのは、今のところ水素焼成サンゴ末だけであることがわかっている点です。従来の抗酸化物質とは一線を画すと言っていいでしょう。しかも、この強力な抗酸化力が長時間持続することもわかっています。

注目される第二の理由に、デトックス効果があります。サンゴの多孔質の特徴がもたらしたもので、腸内のデトックス効果が期待されています。

三つ目の理由としては、副作用がなく安心・安全だということです。

これまで発表されたエビデンスデータによって、水素焼成サンゴ末には便秘解消、肌荒れ改善、皮膚疾患改善、ダイエット効果、排尿改善、むくみ改善、睡眠改善、疲労回復促進、寝起き改善、育毛効果など、さまざまな機能性があることがわかっています。健康維持・管理および美容面においても大きな期待ができるということで、今後、さらなる注目を集めていくことが予想されます。

Q5 活性酸素を無毒化するというのは本当ですか？

本当です。水素焼成サンゴ末はサンゴ粒をナノテク技術で親水性のあるパウダー状にして、特殊な技法で多孔質構造の中に水素を焼成させたもので、水分に接触した際に抗酸化力の強い活性水素を発生します。

また、酸素が少ない環境下では、だいたい8～12時間という長時間にわたって持続する性質を持っています。

私たちの体内では眠っていても絶えず活性酸素が発生しています。水素焼成サンゴ末はゆっくり溶解し持続する性質があるため、活性酸素をリアルタイムで還元(無毒化)していくことが可能となります。

しかも、活性酸素の中でも体に有害なヒドロキシルラジカルを還元できるのです。

Q6

活性酸素を退治できる抗酸化物質をとるようにしています。そのうえで水素焼成サンゴ末をとる必要がありますか?

抗酸化物質にはポリフェノール、フラボン類、コエンザイムQ10、ビタミンCやE、グルタチオン、カテキン、βカロテン、アスタキサンチンなど、さまざまなものがあります。美容と健康のために、これらの抗酸化物質を取り入れたものの、期待通りの効果が得られなかったという人は少なくないことでしょう。

それは、こうした抗酸化物質が多くの原子の集まりであることに理由があります。

たくさんの原子が集まっているということは、その質量も重くなっています（例・コエンザイムQ10は863）。このように、大きな質量の割には持っている電子の数はたった1個。これが抗酸化物質を還元する力が限られてしまう原因です。

一方、水素の質量はわずか1。他の抗酸化物質と比べると数百分の一という軽さであるため、同じ質量であれば桁違いの数があることになります。

単純に質量の差から算出した水素の還元力は、コエンザイムQ10の863倍、ポリフェノールの221倍、カテキンの290倍、ビタミンCの176倍にもなります。

さらには、活性水素は原子1つあたり2つの電子を持っていることから、電子の数も格段に多く、その抗酸化力は比較にならないほどだといっても過言ではありません。

また、活性水素には、他の抗酸化物質がほとんど還元できない最も凶悪なヒドロキシルラジカルだけを選んで強力に退治するという特徴もあります。

Q7

便秘が改善されるのはなぜですか？

意外に思われるかもしれませんが、便秘も活性酸素が関係しています。活性酸素によって腸壁の細胞が酸化され、劣化してしまうと、細胞の機能が低下してしまいます。すると腸内の血流が悪化して、ぜん動運動をはじめとする腸の機能全体が低下。老廃物の排せつが滞って便秘を引き起こしてしまうのです。

腸内の環境が悪化すると、善玉菌に加勢していた日和見菌が悪玉菌に加勢するため、腸内フローラが悪環境となり、ますます老廃物や毒素などをため込み便秘が悪化するのです。

水素焼成サンゴ末はサンゴを原料としているため、その特徴である多孔質構造が腸壁にこびりついた毒性老廃物を吸着して便と共に体外に排出します。そして、活性酸素に対しては、活性水素が作用して還元。腸内環境を改善して、便秘を根本から解決するのです。

Q8 活性酸素はすべて体に悪いものばかりですか？

そうではありません。活性酸素にも、いわば善玉と悪玉があり、活性酸素と言えばすべてが悪いというわけではないのです。

活性酸素には体を守ってくれる働きもあります。「一重項酸素」「過酸化水素」の活性酸素は病原性ウイルスや病原菌を殺す優れたもので、いわば善玉です。

それに対して悪玉は「ヒドロキシルラジカル」「スーパーオキサイドラジカル」です。強力な酸化力で細胞を傷つけるなど体に害をもたらす有害な活性酸素です。「ラジカル」とは「過激」という意味なのです。

Q9

病気の原因の90％が活性酸素だというのは本当ですか？

活性酸素の中でも「スーパーオキサイドラジカル」「ヒドロキシルラジカル」は生体細胞のＤＮＡを切断して遺伝子情報を狂わせガン化させたり、肺炎や腎炎、アトピー性皮膚炎などの炎症の原因をつくります。また、肌の老化や脱毛、白髪、血管の老化などあらゆる老化現象の真犯人でもあります。さらには実に２００種類以上もの生活習慣病の原因をつくっているといわれ、まさに病気の原因の90％は活性酸素であると言えるのです。

Q10 水素焼成サンゴ末で肌荒れを改善することはできますか？

水素焼成サンゴ末の肌荒れに対する有効性は、すでにモニターによる臨床でも明らかになっています。また、皮膚病の治療に水素焼成サンゴ末を取り入れている皮膚科医もいるなど、専門家もその有効性を認めています。

水素焼成サンゴ末の成分である活性水素は、ナノサイズ以下という宇宙で最も小さな物質です。そのため簡単に細胞膜を通過して、細胞内の活性酸素を退治することができます。すると、皮膚細胞の活動が活発化して新しい皮膚細胞の誕生による新陳代謝やコラーゲンの生成そのものも促進され、肌の張り、つや、みずみずしさなどがよみがえってきます。

さらには、他の抗酸化物質が入り込むことのできない皮膚の奥にまで入っていくことができます。そして、皮膚細胞やお肌に潤いやハリをもたらすコラーゲンが活性酸素によって酸化されるのをくいとめます。

酸化を免れた皮膚は代謝力が高まり、皮膚からの老廃物の排出も促進されます。また、皮膚に残ったメラニン色素がスムーズに運び去られて、シミの改善・緩和も期待できます。

水素焼成サンゴ末のように細胞の中にまでしっかり届く抗酸化物質は、今のところ他にはないといってもいいでしょう。

Q11

花粉症などアレルギー症状が緩和されるというのは本当ですか？

花粉症やアトピー性皮膚炎などのアレルギー疾患にも活性酸素はかかわっています。アトピー性皮膚炎は活性酸素が皮膚を保護する角質層の脂膜を酸化することによって皮膚のバリア機能が低下し、ダニや粉塵などの刺激に過剰反応することで引き起こされます。

最近急増している花粉症は、活性酸素が細胞内の酵素を活性化してヒスタミンなどの刺激物質を放出させ、鼻や喉の粘膜が花粉などアレルギーの原因物質に敏感になってしまうために引き起こされます。

このように活性酸素がさまざまなアレルギー症状を引き起こす原因になっているわけですから、活性酸素を還元・無毒化することによって症状は緩和されていくはずです。

水素焼成サンゴ末の強力な抗酸化力は、他の抗酸化物質では退治できなかった凶悪な活性酸素のヒドロキシルラジカルも還元します。そのためアレルギー症状も軽減すると考えられています。

Q12 腸の汚れと「肌荒れ」「病気」「老化」の関係を教えてください。

腸が汚れると体にはさまざまな異常が起こってきます。消化した食べ物が腸に長期間とどまっていると、それがエサとなってさまざまな悪玉菌（腐敗菌、ウイルシュ菌など）が増殖、消化物を腐敗させてアンモニア、インドール、スカトールなどの悪性物質やガスを発生します。これが口臭や体臭の原因にもなります。

そして、腸の粘膜から血液に吸収された有害物質が全身をかけめぐると、自律神経のバランスに異常をきたしてしまい、頭痛やめまい、アレルギーを引き起こしてしまうことに。皮膚細胞への栄養供給も低下して、肌がみずみずしさを失ったり、メラニン色素の排せつがスムーズにいかなくなります。免疫力も低下するため、シミや肌荒れ、ニキビなどを引き起こすことになります。

腸の汚れが引き起こす疾患としては、大腸炎や大腸ガンなどの腸の病気をはじめ、痔、心臓病、肝臓病、腎臓病、糖尿病などの生活習慣病、膠原病などをあげることができます。

まさに汚れた腸は万病の元、健康と美容の大敵なのです。

Q13

なぜ腸の汚れが起きるようになってしまったのですか？

腸が汚れる原因はさまざまです。

まず第一に挙げられるのが食の欧米化です。腸が食物を運ぶぜん動運動は、野菜や穀類に含まれる繊維質が腸の内壁を刺激することによって促進されます。しかし、肉類や脂肪が多いものを取り過ぎる一方で、食物繊維をとらなくなることによって、ぜん動運動が低下し、腸内での消化物の移動がスムーズに行われなくなってしまいます。また、食品添加物も腸の動きを低下させます。タンパク質や動物性脂肪、化学物質は消化が難しいため、腸内での滞留時間が長くなってしまいます。

さらには、現代人に多い過食によって腸が疲れて収縮力を失うことでも、消化物は腸内で滞留してしまいます。

運動不足も大きな原因です。運動不足によって腸の筋肉も衰えてしまい、ぜん動運動が低下すれば、やはり消化物が滞留してしまいます。

そのほか、精神的なストレスも腸の動きを低下させ、腸の汚れを引き起こす原因になっています。

このようにいくつもの原因が重なり合うようにして腸の汚れが引き起こされているのです。

Q14

水素焼成サンゴ末はカルシウムも豊富ですか？

水素焼成サンゴ末の主成分のひとつがカルシウムです。日本人の慢性的なカルシウム不足を改善するためにも、非常に有効だということができます。

また、水素焼成サンゴ末にはカルシウム（370mg／g）以外にも、「鉄、亜鉛、マンガン、コバルト、銅、モリブデン、ニッケル、ヨウ素、ケイ素、クロム、セレン、フッ素」といった人体の生命活動に必要な必須微量ミネラルがバランスよく含まれています。

私たちの体内バランスと非常に近いバランスなので、吸収力も抜群です。こうした必須微量ミネラルも細胞を活性化する役割を担っています。

Q15

カルシウムが不足するとどんな事が起きますか？

実は、カルシウム不足も様々な病気や老化の原因となっています。厚生省の定める摂取基準は1日あたり600㎎ですが、日本人はこの摂取量をまったく満たしていません。それだけ日本人のカルシウム不足は深刻だということです。

カルシウム不足は骨粗鬆症や骨折、虫歯の原因になります。軟骨が劣化して腰痛や膝痛を引き起こしたりします。しかし、それだけではありません。

カルシウムは細胞間や神経の情報伝達に重要な役割を果たしており、脳や筋肉を動かすために不可欠な栄養素なのです。たとえば、眼球の筋肉の伸縮もカルシウムの働きで行われていますが、不足すると眼球が本来の形状を保つことができなくなり、水晶体や網膜が変形し、視力低下などを引き起こしてしまいます。網膜から脳への情報伝達もスムーズに行われなくなり、視覚的な機能にも支障を来すことがあります。

また、カルシウム不足によって細胞活性の低下も生じます。細胞活性が低下することによって動脈硬化や糖尿病などの生活習慣病をはじめ、心臓病や脳卒中、神経痛、眼病、肩こり、頭痛、勃起障害、アレルギー、イライラや不安などの精神疾患の原因にもなるのです。

水素焼成サンゴ末の主成分であるカルシウムは、細胞を活性化させ、これらのカルシウム不足が原因の症状を緩和。また、マグネシウムなど人体の生命活動に必要な必須微量ミネラルが豊富に含まれているため、体の活力が向上します。

Q16

眠りが浅く、寝覚めも悪くて困っています。水素焼成サンゴ末は有効ですか？

水素焼成サンゴ末を服用している人の意見で非常に多いのが「目覚めがスッキリするようになった」というものです。飲んだ翌日からすぐに目覚めがよくなったという意見もあるほどで、目覚めの改善はかなり早い段階で起こることが多いようです。抗酸化作用により、副交感神経優位となって熟睡できたのです。

また、「短時間睡眠でも疲れが残らない」「グッスリ眠れるようになった」という意見もあり、水素焼成サンゴ末は睡眠に対する悩みにも有効ではないかといわれています。

Q17 水素水を飲んでいるので、水素焼成サンゴ末は必要ありませんか？

まず第一に、「水素」という名がついていても、水素水と水素焼成サンゴ末はまったく別のものと考えてまちがいありません。

「電解還元水」「アルカリイオン水」「活性水素水」などの名称で、活性酸素を還元できるということでブームとなった水素水ですが、その中に含ませることができる水素の量には限界があります。全身の細胞に行きわたらせようと思えば、計算上、数10リットルもの水素水を飲む必要があるという結果が出ています。

一方、水素焼成サンゴ末は、白サンゴの特徴である多孔質構造の中に大量の水素が吸着されており、体内で水分と接触することで大量の活性水素を発生させます。体内で発生した活性水素は全身の細胞に行きわたり、長時間にわたって活性酸素を還元します。水素水も活性酸素を退治するのに役立つことは確かですが、その効力にはおのずから大差があるのです。

Q18 水素焼成サンゴ末が白髪や薄毛を改善するのは本当ですか？

水素焼成サンゴ末は、髪にも嬉しい影響があります。

近年、白髪の原因も活性酸素であることが明らかになりました。白髪になってしまうのは、活性酸素が原因で毛根の色素細胞の働きが弱ってしまい、髪に色をつけるメラニン色素を生成できなくなってしまうからです。

また、活性酸素は強力な酸化力によって髪を白くしてしまうばかりか、毛髪を作り出す毛母細胞まで傷つけ、毛髪の生産を低下させて薄毛を引き起こさせてしまいます。

さらに、毛髪の成長に重要な役割を果たしている「17型コラーゲン」というタンパク質が不足すると、毛髪の成長が衰えて薄毛の原因になることもわかっています。

そのほか、血流障害や栄養不足も白髪や薄毛の原因とされています。動脈硬化などによって血流が悪化すると、毛母細胞への栄養供給が衰えて、毛髪を作る力が弱まってしまうのです。

水素焼成サンゴ末の強力な抗酸化力によって体内の活性酸素を取り除くことで、毛母細胞そのものが元気になり、髪の悩みの緩和が期待できます。

実際、水素焼成サンゴ末を摂取している多くの方から、髪の悩みが改善されたという報告があります。

Q19

子どもが飲んでも大丈夫ですか？

水素焼成サンゴ末の特徴のひとつは、安心・安全であるということです。原料は美しい海で採取された天然の白サンゴ。海は生命の母といわれていますが、白サンゴの成分であるミネラルは、私たちの身体のミネラルバランスと非常に近いのです。

また、主成分のカルシウムをはじめとするサンゴのミネラルは、取り過ぎても体外に排出されます。そのため、子どもの服用に関してもまずは心配ないということができます。
ただし、必ず大人がついて、分量などにも配慮して服用するようにしてください。

Q20 他の医薬品と一緒に飲んでも大丈夫ですか？

モニターによる臨床結果からは、副作用はまったく報告されていません。すでに水素焼成サンゴ末を摂取している人の中には、なんらかの医薬品を服用している人が少なくありませんし、皮膚科の治療のために医薬品と共に水素焼成サンゴ末を利用している医師もいます。医薬品と共に服用しても問題ないと考えられます。

おわりに

美と健康のために。
美しい海からやってきた宇宙最小の救世主

病気や老化と密接にかかわっているのが「活性酸素」であるという発見は、実に画期的なものでした。

そして、活性酸素の害から体を守るためには抗酸化物質が必要であることの解明もまた素晴らしいことでした。

以来、より確実な効果を発揮する抗酸化物質を探し出し、どうすれば、その効力を維持したまま体内に取り込むことができるか、日々、研究が重ねられてきました。

その結果、実にさまざまな抗酸化物質が、サプリメントや化粧品に取り入れられることになり、女性を中心に美と健康に気づかう人々に利用されるようになりました。

しかし、研究はさらに続けられました。もっと確実に活性酸素を還元する物質がないか。特に最も凶悪なヒドロキシルラジカルを還元できる物質が求められたのです。

そして発見されたのが水素でした。宇宙最小の元素であるこの物質に、驚くばかりの抗酸化作用があることは、最初に述べた通りです。

その水素の力を、最大限というよりは、それ以上に発揮させることに成功したのが、水素焼成サンゴ末です。

南洋の海に生息する美しい白サンゴを原料とした水素焼成サンゴ末には、研究者でも驚くほどの力がありました。他の抗酸化物質では還元できなかったヒドロキシルラジカルを無毒化したことは、実に画期的なことだというべきでしょう。

21世紀を迎え、日本は他国に先駆けて高齢化社会を迎えています。長寿国であるがゆえの宿命ともいえますが、深刻な社会問題となっていることは周知の通りです。

今や、年を重ねても、いかに健康を維持していくかが重要課題となっています。健康とは、若々しさであり、美しさにも通じることです。

本書では、「便秘」と「肌荒れ」を入り口に、健康維持管理にいかに水素焼成サンゴ末が貢献するかを述べてきました。「肌」はその人の体調を如実に表す「鏡」ですし、「腸」は全身の健康を司る重要な「鍵」です。肌の不調はすなわち腸の汚れであり、病気や老化の度合いを知らせる体からの信号です。

これまでのような表面的、あるいは対処療法的なスキンケアや便秘改善ではなく、より安全で根本的な解決になる方法をとっていただきたいと願います。

そして、ひとりでも多くの方が、内側から輝くような若々しい肌と、「ため込むことのない」腸を取り戻すことを願っています。

◉監修者プロフィール

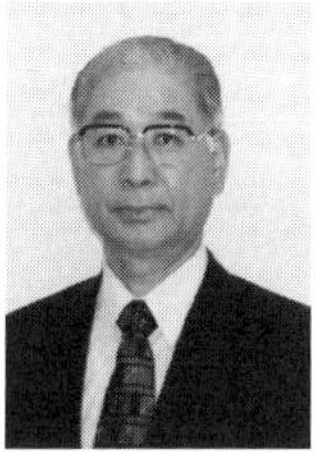

川村 賢司(かわむら けんじ)

1940年、青森県生まれ。元北里大学薬学部准教授。
医学博士(東京医科大学)。
現在、㈱東京科学技術研究所所長、
NPO法人日本バイオ技術教育学会専務理事、
(学) 産業技術学園理事、日本薬理学会学術評議員、
日本トキシコロジー学会評議員。

医薬品、農薬、環境汚染物質の毒性、および薬理学、前臨床研究で業績をあげている。また、各種の健康食品の分析・診断でも、その明快な解説で好評を博している。

著書に『ニンジン・アルカロイドの奇跡』、『梅干しは超・天才食品』、『アガリクス奇跡の検証』、『血液を元気にする本』、『オタネニンジン果実・人参子』、『もっともらしい健康常識』がある。

監修書には『ベータ1・3Dグルカンで治る』(ごま書房)、『免疫力を高めれば難病は克服できる!』(廣済堂出版)、『なるほど・ザ・メイキシカンアロエ』(四海書房) などがある。

NHK『ためしてガッテン』、日本テレビ『おもいっきりテレビ』、TBS『スパスパ人間学』、フジテレビ『発掘あるある大辞典』、QVCテレビ生放送など、出演多数。

本書を最後までお読みいただきまして
ありがとうございました。

本書の内容についてご質問などございましたら、
小社編集部までお気軽にご連絡ください。

ナショナル出版編集部
TEL:03-6821-8485
E-mail:info@national-pub.co.jp

腸内の悪玉活性酸素《ヒドロキシルラジカル》を退治すれば
便秘・肌荒れはスッキリ解消！

発行日　2015年3月20日　初版

定　価　本体1200円＋税
監　修　川村　賢司
著　者　石川真理子

発行所　ナショナル出版
〒160―0022
東京都新宿区新宿1―19―10
サンモールクレスト601
TEL　03・6821・8485
FAX　03・5363・0562

印刷・製本　ベクトル印刷株式会社

ISBN978-4-930703-73-6